教育部人文社科项目
"医养融合养老保障的制度构建研究——基于人口大省和欠发达地区的双重视角"
（18YJA790065）资助

YIYANG RONGHE

Yanglao Baozhang de Zhidu Goujian Yanjiu

Jiyu Renkou Dasheng he Qianfada Diqu de Shuangchong Shijiao

医养融合养老保障的
制度构建研究

基于人口大省和欠发达地区的双重视角

秦立建　廖勇 ◎著

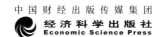

中国财经出版传媒集团

经济科学出版社

Economic Science Press

图书在版编目（CIP）数据

医养融合养老保障的制度构建研究：基于人口大省
和欠发达地区的双重视角/秦立建，廖勇著. -- 北京：
经济科学出版社，2022.5

ISBN 978 - 7 - 5218 - 3105 - 4

Ⅰ.①医… Ⅱ.①秦…②廖… Ⅲ.①医疗保健制度
- 研究 - 中国②养老保险制度 - 研究 - 中国 Ⅳ.
①R197.2②F842.67

中国版本图书馆 CIP 数据核字（2021）第 245115 号

策划编辑：李　雪
责任编辑：袁　溦
责任校对：齐　杰
责任印制：王世伟

医养融合养老保障的制度构建研究
——基于人口大省和欠发达地区的双重视角
秦立建　廖　勇　著
经济科学出版社出版、发行　新华书店经销
社址：北京市海淀区阜成路甲 28 号　邮编：100142
总编部电话：010 - 88191217　发行部电话：010 - 88191522
网址：www.esp.com.cn
电子邮箱：esp@ esp.com.cn
天猫网店：经济科学出版社旗舰店
网址：http://jjkxcbs.tmall.com
北京季蜂印刷有限公司印装
710×1000　16 开　10.75 印张　150000 字
2022 年 9 月第 1 版　2022 年 9 月第 1 次印刷
ISBN 978 - 7 - 5218 - 3105 - 4　定价：56.00 元
（图书出现印装问题，本社负责调换。电话：010 - 88191510）
（版权所有　侵权必究　打击盗版　举报热线：010 - 88191661
QQ：2242791300　营销中心电话：010 - 88191537
电子邮箱：dbts@ esp.com.cn）

前　言

　　我国老龄人口快速发展带来的高龄化、空巢化、失能化等问题越来越严重。传统的养老方式很难满足老年人养老与医治的双重需求，医养融合机制的出现打破了医疗和养老隔离的局面，能够很好地解决老龄化问题。但是我国目前医养融合服务刚刚起步，很多方面都还处于建设的初期，且缺少一些具体的实际操作的路径。促进医养融合机制的构建有利于充实养老服务提高养老质量，从而解决我国老年人医疗养老问题，改善社会福利水平。因此本书在前人的基础上，分析了医养融合发展的理论基础和政策环境，并从微观角度实证分析了医养融合服务发展的必要性和重要性。

　　本书首先梳理了医养融合保障机制构建的文献综述，了解我国尤其是安徽省医养融合服务发展状况。其次整理了自中华人民共和国成立以来医养融合养老保障制度的相关政策变迁，对医养融合服务发展的政策环境做全面的分析。再次研究了医养融合保障机制构建的理论基础，为政府制定和完善相关政策提供理论依据。最后从微观角度分析医养融合服务的市场需求情况。运用线性模型、普通最小二乘法模型和有序线性模型等，研究影响老年人医养融合服务参与意愿的因素、对医养融合服务支付意愿的影响因素，以及养老机构提供医养融合养老保障服务意愿的影响因素，切实解决老人的养老和医疗需求，探求医养融合的服务模式，为政府制定相关社会政策提供依据。

研究发现：第一，我国医疗资源和养老资源没有实质性融合，医养融合服务数量少质量不高。第二，老人在选择医养融合服务时，收入是影响老人医养融合服务支付的重要因素，收入越高支付意愿越强。第三，健康状况的好坏显著影响医养融合参与意愿，健康状况越差的老人其参与意愿更强。第四，医保的报销比例影响医养融合参与意愿，当医保的报销比例越高，老人会更乐意参与医养融合服务。第五，孤寡老人更倾向选择医养融合服务，孤寡老人在晚年时期无子女照料，当生活不能自理时，只能寻求家庭之外的帮助。第六，专业医护人员储备显著影响机构提供医养融合养老保障服务的意愿，我国专业医护人员短缺。第七，提供医养融合养老保障服务需要充足的资金，资金是影响养老机构选择的重要因素。

为应对老龄化危机，满足老人日益增长的养老医疗双重需求，我国应当：第一，发展社区医疗满足老人医护需求。社区卫生医疗与护理可以有效地克服在其他专业的养老机构中产生的情感障碍问题，成为居家养老和社区养老需求的重要补充。第二，培养并壮大医养融合型人员队伍。政府需要加大投入，依托相关高校或机构建立人才培训基地，有计划地培养符合老人医疗护理需求的医养融合型人员队伍。第三，将符合条件的养老机构纳入医保定点范围。养老机构目前并没有进入医保定点报销之列在很大程度上限制了医养融合事业的发展，需要利用新的协调机制调动有关部门将更多符合条件的养老机构纳入医保定点的范围之内，并在此基础之上适当提升报销的水平和范围。第四，政府要支持养老机构开展医疗服务。在市场准入方面将医养结合作为养老机构设立许可的重要内容，对现有养老机构符合条件开展医疗机构的给予准入，加强指导。第五，政府需要充分利用现有资源完善长期护理保险制度。对于城镇职工长期护理保险由单位和个人共同分摊，对于城乡非正式就业者的长期护理保险则由政府与个人分摊。第六，大力发展互联网移动医疗缓解医养融合压力。在如今互联网信息时代，我们可以利用强大的网络信息系统大力发展互联网医疗，以期达到缓解医养融合压力的目的。

作　者

2022 年 4 月

目 录

第一章 绪论 ……………………………………………………… 1

　第一节 研究背景及研究意义 ………………………………… 1

　第二节 研究目标及研究方法 ………………………………… 2

　第三节 拟解决的关键问题及创新之处 ……………………… 4

　第四节 研究框架及研究内容 ………………………………… 5

第二章 安徽省医养融合保障机制构建研究的文献综述 ………… 8

　第一节 医养融合相关背景介绍 ……………………………… 8

　第二节 安徽省医养融合养老服务的发展状况 …………… 14

　第三节 其他省份医养融合的发展状况及其对安徽省

　　　　 医养融合启示 ……………………………………… 18

　第四节 对已有文献的评价 ………………………………… 21

　第五节 本章小结 …………………………………………… 22

第三章 医养融合养老保障的制度变迁 ……………………… 25

　第一节 城镇医疗保险制度 ………………………………… 25

　第二节 农村医疗保险制度 ………………………………… 31

　第三节 城镇企业职工养老保险制度 ……………………… 33

第四节 农村社会养老保险制度 …………………………… 40

第五节 医养融合制度 ……………………………………… 42

第六节 本章小结 …………………………………………… 44

第四章 医养融合保障机制构建的理论基础 ……………… 46

第一节 福利多元主义理论 ………………………………… 46

第二节 嵌入性理论 ………………………………………… 50

第三节 公共产品理论 ……………………………………… 54

第四节 需求理论 …………………………………………… 58

第五节 协同理论 …………………………………………… 62

第六节 积极老龄化理论 …………………………………… 65

第七节 本章小结 …………………………………………… 69

第五章 影响老年人医养结合机构参与意愿的因素研究 ……… 72

第一节 引言 ………………………………………………… 72

第二节 数据来源及描述性统计结果 ……………………… 74

第三节 理论模型和计量方法 ……………………………… 76

第四节 实证结果 …………………………………………… 78

第五节 本章小结 …………………………………………… 86

第六章 影响老人医养融合机构支付意愿的因素研究 ………… 88

第一节 引言 ………………………………………………… 88

第二节 数据来源与描述性统计 …………………………… 91

第三节 理论模型和计量方法 ……………………………… 94

第四节 实证结果 …………………………………………… 95

第五节 本章小结 …………………………………………… 103

目 录

第七章 机构选择医养融合养老保障的影响因素分析 ………… 105

第一节 引言……………………………………………… 105

第二节 数据来源和描述性统计…………………………… 108

第三节 理论框架和计量模型……………………………… 114

第四节 实证结果………………………………………… 116

第五节 本章小结………………………………………… 131

第八章 结论与建议 …………………………………………… 133

第一节 结论……………………………………………… 133

第二节 建议……………………………………………… 137

参考文献………………………………………………………… 149

第一章　绪　　论

第一节　研究背景及研究意义

目前我国老龄人口快速发展，高龄化、空巢化、失能化的现象越来越严重，单纯的机构养老很难满足老年人养老与医治的双重需求。很多学者提出了医疗机构和养老机构借助自身优势，共享资源积极开展医养融合服务模式。虽然国家大力推动医养融合的发展，但是医养融合机制的很多方面都还在建设的初期，缺少一些具体的实际操作的路径，许多方面也还不健全，还需要有更细致的部署。安徽省在我国属于欠发达地区，但是人口规模较大，安徽省的状况具有较强的全国代表性。本书基于人口大省和欠发达地区的双重视角，以安徽省为例，研究影响老龄人口对于医养融合服务参与意愿的因素、老年人对于医养融合服务的支付意愿，以及养老机构提供医养融合养老保障服务的影响因素，对于解决实际问题更加具有针对性意义。此外，研究医养融合养老保障机制的构建和完善，对于全面保障老龄人口生活，全面建成小康社会具有重要意义。

本书具有较强的实用价值。基于安徽财经大学中国城乡发展公共政策研究所对安徽省16个市的实地调查，实证分析了老年人医养结合服务参与意愿的影响因素以及老人对医养融合服务支付意愿的因素，为增强老年人对医养结合机构的参与意愿，推广适合老人的医养融合服务模式提出相应的政策建议。有利于解决老人医疗养老的双重需求，同时有助于加快安徽省医养融合养老服务的发展。本书还对安徽省医养融合养老保障机制构建进行研究，从政府、社会和个人三个角度提出政策建议。

本书也具有较强的理论价值。基于本课题组在安徽省 16 个市的实地调查，运用线性（Probit）、回归（Logistic）、有序回归（Ordered Logit）、有序线性（Ordered Probit）和普通最小二乘法（Ordinary Least Square，OLS）等方法分析了老年人医养融合服务参与意愿的影响因素、老人对医养融合服务支付意愿的因素，以及机构选择医养融合养老保障的影响因素。通过实地调研数据分析得到的研究发现对政府的公共政策制定和学术界的研究借鉴都具有重要的价值。

第二节　研究目标及研究方法

一、研究目标

本书的整体研究目标是：基于安徽省老龄化现象严峻和当前医养融合服务发展不能满足老年人的实际需求的现实背景，提出完善安徽省医养融合服务发展的政策建议。本书的具体目标如下：

第一，梳理医养融合保障机制构建的文献综述。以安徽省的医疗和养老保障体系的文献研究为基础，通过研究其他各省医养融合服务的经验探求安徽省医养融合发展的方向。首先介绍医养融合的相关背景，其次研究安徽省医养融合养老服务的发展状况，最后了解其他省份医养融合服务的发展情况并进行总结和借鉴。

第二，研究医养融合养老保障的制度变迁。通过对中华人民共和国成

第一章 绪 论

立以来的医疗保障政策、养老保障政策以及医养融合保障政策的梳理，可以为当前的医养融合机制的构建和发展提供方向和思路，从而建立更加完善的、适应我国国情的医养融合服务体系，进一步满足老人养老医疗双重需求，促进老龄化社会的和谐发展。

第三，研究医养融合保障机制构建的理论基础。从个体需求角度，政府职能角度以及医疗养老机构角度三个不同角度回顾相关前人理论，为政府制定相关政策提供依据。另外，为了研究老人对医养融合服务的参与意愿和支付意愿，也需要了解相关理论基础，寻根溯源，从中汲取我们进行研究探索的思想与方法。

第四，研究影响老年人医养融合服务参与意愿的因素。通过数据分析研究老年人医养结合服务参与意愿的影响因素，能够从微观角度分析医养融合服务的市场需求情况，对于未来医养结合机构的发展有着重要的作用。另外了解老年人医养融合服务参与意愿能够帮助构建医养融合机制，设置更加贴合老人需求的服务，对于解决老龄化社会问题有着针对性作用。

第五，研究老人对医养融合服务支付意愿的影响因素。从老人作为医疗服务的消费者视角，通过理论模型的设定考察影响老人对医养融合服务支付意愿的因素。引导安徽省医养融合机构服务发展适宜的医养融合服务模式，切实解决老人的养老和医疗需求，促进医养融合的发展，为政府制定相关社会政策提供依据。

第六，研究影响机构选择医养融合养老保障的因素。机构是提供医养融合养老保障服务的主体，从养老机构视角出发，通过数据分析研究机构提供医养融合养老服务的影响因素，能够从实际情况下的养老机构个体出发，研究医养融合养老保障服务中的问题，为医养融合的发展提供参考。更有助于养老机构提供适合老年人需求的服务，提高老年人的生活满意度和生活质量。

第七，提出关于安徽省医养融合养老保障机制构建的政策建议。长期以来安徽省乃至全国范围内医疗服务和养老服务一直都是相分离的，"养老院里看不了病"与"医院里养不了老"之间矛盾严重，很难切实地满足老年人口的养老和医疗服务需求，不能营造一个全面保障的老年养老体系。通过深入分析安徽省目前医养结合存在的问题，从政府角度、社会角度以及个人角度提出相应的政策建议。

二、研究方法

第一，文献分析法。本书对安徽省医养融合保障机制的文献进行梳理，了解安徽省医养融合服务发展现状和存在问题，在借鉴其他各省的发展经验后总结出安徽省医养融合服务发展的大致方向。梳理和回顾我国自中华人民共和国成立以来医疗保障制度和养老保险制度的历史变迁，为本书的研究奠定了基础，为当前安徽省医养融合服务模式的发展提供方向和思路。

第二，构建理论模型分析法。本书基于马斯洛（Maslow）需求层次理论构建拓展的老人的需求层次理论。根据该理论，生理、安全、情感、受尊重和自我实现五个不同层次的需求，对应得到老人在生活照料需求、医疗和养老保障的安全需求、老人的社会地位认同需求和老人知识和经验认同需求。在此基础上寻找相应的变量全面衡量影响老人对医养融合服务需求的因素。

第三，计量分析法。本书的技术支撑是建立在相关计量分析方法基础之上。在实证的计量经济学模型研究中，使用安徽财经大学中国城乡发展公共政策研究所实施的大规模实地调研数据，运用 Probit 模型、Logit 模型、Ordered Logit 模型和 OLS 模型等研究个体特征变量、家庭特征变量、社会政策特征变量以及经济特征变量对老人参与和支付医养融合服务的影响。

第三节　拟解决的关键问题及创新之处

本书拟解决的问题是：第一，哪些因素会对老人参与医养结合服务的意愿产生影响；第二，老人对医养融合服务的支付意愿会受到哪些因素的影响；第三，如何构建和完善安徽省医养融合保障机制；第四，哪些因素会影响养老机构选择提供医养融合养老保障。

本书的创新之处在于：第一，本书从微观个体需求角度探求宏观机制构建。使用大规模的微观调查数据，这个大型微观实地调查数据由安徽财经大学中国城乡发展公共政策研究所实施。将这些综合性较强的数据与先进的计量经济学分析技术相结合，从老人的参与意愿、支付意愿和养老机构的参与意愿三个微观角度来分析安徽省医养融合服务发展方向和完善途径，体现以人为本的理念。

第二，本书通过构建老人需求层次模型全面了解老人对医养融合服务的需求特征。根据马斯洛的需求理论对应得到老人群体的需求层次模型，包括老人的个体特征、家庭特征、社会政策特征以及经济特征都纳入模型进行考察。能够全方位地了解老人对医养融合服务的要求，提高政策建议的可行性和实用性。

第四节　研究框架及研究内容

第一，梳理医养融合保障机制构建的文献综述。以安徽省的医疗和养老保障体系的文献研究为基础，通过研究其他各省医养融合服务的经验探求安徽省医养融合发展的方向。首先介绍医养融合的相关背景，其次研究安徽省医养融合养老服务的发展状况，最后了解其他省份医养融合服务的发展情况并进行总结和借鉴。

第二，研究医养融合养老保障的制度变迁。通过对中华人民共和国成立以来我国医疗保障制度、养老保障制度以及医养融合制度的相关制度文件的梳理，了解我国医疗和养老的改革和发展轨迹。我国医疗保障制度和养老保险制度历经漫长的改革和发展，已基本形成涵盖全国人民的医疗保障制度和养老保险制度。但由于我国老龄化的加剧，传统的医疗保险和养老保险已满足不了老年人的需求，在这种情况下，医养融合制度应运而生。但由于我国医养融合制度才刚刚起步，还没达到全民参与的程度，仍需要不断发展和完善。在我国养老保险制度和医疗保险制度的演变过程中，留下了许多宝贵的经验和总结，为今后我国医养融合制度的改革和发展提供新方向和新思路。

第三，研究医养融合保障机制构建的理论基础。通过介绍福利多元主义理论，了解到我国受该理论的启发构建医养融合新型养老制度，要求各相关机构要建立和谐的网络结构。若想推进医养融合更好的进展，首先要把政府的位置摆正，再与市场、社会、家庭合作。嵌入性理论为我国社会工作的研究带来新的启发，该理论的应用对我国医养融合工作开展给出理论指导。公共产品理论根据准公共产品的供给特点，提出医养融合服务应由政府市场个人共同承担。根据需求理论的介绍了解到老人在高低需求上展示出他们的反应情况，解决老年人低层次需求问题是核心。

第四，研究影响老年人医养结合机构参与意愿的因素。通过数据分析研究老年人医养结合机构参与意愿的影响因素。老年人劳动能力越差，则其对医养结合机构的参与意愿越强；老年人医保报销比例越高，则其对医养结合机构的参与意愿越强。为了增强老年人对医养结合机构的参与意愿，应当完善"医养结合"养老医保制度、加强"医养结合"养老队伍建设、适当提高老年人的医保报销比例，促进老年人积极参与医养结合机构。

第五，研究老人对医养融合机构支付意愿的影响因素。以老人作为医疗服务的消费者视角，从实证分析可能会影响老人对医养融合机构支付意愿的因素。老人的支付意愿受到收入、个人情况、家庭情况和政策因素的影响。其中，收入越高，老人的支付意愿越强；没有子女的老人倾向于选择医养融合机构。个人因素方面，身体越健康的老人支付意愿越低；年龄越大，老人的支付意愿越强；家庭中的成员学历越高，老人对于医养融合的支付意愿也越高；医保报销比例不会影响他们对医养融合机构的支付意愿。

第六，研究机构选择医养融合养老保障的因素。从养老机构的视角出发，从实证分析可能会影响养老机构选择的因素。政府的投入会显著促进养老机构医养融合服务的发展，在职医生数越多机构选择医养融合养老保障服务的意愿越大。老年人收入越高越愿意选择医养融合服务，同时养老机构越愿意选择医养融合服务。提供上门服务的养老机构更愿意提供医养融合服务。

第七，提出关于安徽省医养融合养老保障机制构建的政策建议。通过深入分析安徽省目前医养结合存在的问题，提出发展社区医疗满足老人医护需求、培养并壮大医养融合型人员队伍、将符合条件的养老机构纳入医保定点范围、建立政府、社会、个人三方共同评估监管体系、鼓励养老机构开展医疗服务、引导整合社会力量以拓宽资金来源、全面覆盖长期护理保险制度等政策建议。

本书研究的技术路线如图 1-1 所示。

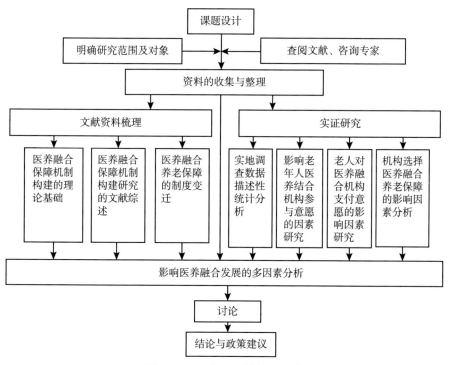

图 1-1　本书研究的技术路线

第二章　安徽省医养融合保障机制构建研究的文献综述

第一节　医养融合相关背景介绍

老龄化时代的来临，老年人慢性病患病率提高，使得单纯的机构养老很难满足老年人养老与医治的双重需求，刘墨非（2011）认为早先的养老机构与医疗机构没有很好地对接和共享资源，导致大部分养老机构普遍存在着医疗服务短缺的难题。我国医疗保险也存在着很多不合理的制度问题，严重制约了老人的医药费报销，给他们带来了"就医难""报销难"等问题。杨景亮（2012）就此提出需要让医疗机构和养老机构借助自身优势，共享资源积极开展医养结合服务模式。国务院总理李克强在2013年召开的国务院常务会议上也强调了医养融合发展的必要性和积极意义。在此之前，一些城市如青岛、合肥等已经开始试点医养融合养老模式并获得了一定的经验，这对于之后更全面的医养融合体系建设有很好的借鉴意义。

对于医养融合的内涵和意义，很多学者做出了多角度的诠释。杨景亮（2012）认为医养融合打破了医疗和养老长期分离的局面，对二者的关系有了新的认识，标志着养老服务的充实和养老质量的提高。医养融合养老模式保留了传统养老机构对老人最基本的生活照料服务，增加了对老年人的健康医疗服务。张立平（2013）则认为医养融合着眼于解决当前我国医疗系统与养老系统独立运转、互不干涉的分割体制格局。黄佳豪（2014）认为医养融合的服务内容不再以提供日常生活照料、精神慰藉和社会参与为主，而要提供更多的包括早期的预防和保健服务、中期的治疗和康复以及护理服务，甚至是后期的临终关怀等全面满足老人需求的医疗护理服务，让老人整个生病周期都得到相应的医疗照护。刘石柱（2014）证明医养融合服务能够较为显著地提高老年人的生命质量，老年人对医养服务满意度影响着医养融合服务模式下老年人的生命质量。作者认为要改变传统的养老理念鼓励构建医养融合养老服务模式，提出要提高当前医养融合服务水平与层次，对老年人群的老年生活给予更多关注与支持。

一、我国的养老保障体系现状

我国的养老保险制度根据就职单位和户籍的不同划分为四类，其中按照户籍分为城镇居民养老保险制度以及针对农民推出的新型农村居民养老保险制度；根据就职单位的不同分为城镇企业职工养老保险制度、机关事业单位人员养老保险制度。2014 年《关于建立统一的城乡居民基本养老保险制度的意见》的出台取消了户籍的区别，将新农保和城镇居民养老保险制度合并为城乡居民基本养老保险制度。翟永会（2015）认为自此以后城乡居民之间在养老金待遇上相差很小，机关单位员工和企业职工筹资方式、基金管理、养老金计发办法以及待遇调整机制虽然相同依然属于两种不同的制度。这造成了我国的基本养老保险依然存在着地区之间、居民和职工之间的明显差距，也就是说我国的养老保险制度依然存在着公平性和可持续性的两大问题。程杰（2016）就此提出要建立一个共享的养老保障体系，具体来说就是以国民养老金作为整个体系的共享基础，注重增强养老保险的可携带性，还要纳入规则公平的年金制度保证养老保险制度的公平和可持续。

张慧智、金香丹（2017）研究韩国多层次的养老保障体系发现对中国的启示是：其一，要对基础养老金进行全国统筹；其二，支持多层次的养老保障体系。我国的多层次养老保障体系的建设存在着不完善的地方，不能解决社会保障的最基本要求——防止贫困。虽然中国属于发展中国家，人均收入水平低下，但是作者发现在很多人均收入低于中国的发展中国家如南非，在养老保障方面做得更加全面有效。这些国家建立的是非缴费型养老保障体系，农民的养老保障覆盖率非常高。所以作者认为我国完全有经济能力建设起非缴费型养老保障体系。韩国采取的多层次养老保障制度包含三项内容，第一是设立非缴费型的基础年金来补贴贫困老人；第二是国民年金和特殊职业年金分开运行，缴费方式与自己的收入挂钩，所以展现一定的公平性；第三是强制企业为职工建立退休金，另外就是鼓励个人商业保险的投资。

杨宜勇、关博（2017）就我国基础养老金的全国统筹问题提出首要解决的是个人账户的空账问题，空账问题的存在降低了统账结合制度的保障能力。但是考虑到中国各个地区差异大，数量多，所以需要政府和地方共同努力。另外他们也提出要加大对养老金的税收优惠，鼓励个人资源进行养老储蓄。景天魁、杨建海（2016）认为国家要支持多层次养老保障体系的建设，并且依然要发挥自身的力量保障弱势群体享受公平的待遇，所以建立全民普惠的非缴费型养老金是必要的。关博（2017）认为目前我国补充保险仍处于覆盖率低、发展水平落后的阶段，各个机关单位之间年金待遇差距大。我国年金业务市场缺乏完善的运作机制，很多中小养老金公司低价竞争陷入亏损的困境，对年金的管理运营收益率低影响年金的可持续性。尤其是我国的商业老年健康护理险由于养老服务供给网络缺乏多元化的支持，一直停滞不前难以起到补充保障的作用。为加快推动社保体系供给侧结构性改革，应该提高补充保险的有效供给能力。

我国70%的人口在基层且绝大部分在农村地区，因此刘志甫（2016）

认为中国的养老保障的核心问题在农村，我国的农村老年人口数占全国老年人口的比例是逐年增加的，意味着农村老人对于养老和保障的需求是增加的，因此我国的养老医疗政策应该偏向于农村。但是我国农村地区的社会养老服务机构十分缺乏。农村地区的经济限制使得养老机构的资金来源主要是农民个人，另外政府各部门职责不清晰导致医疗保障资金管理不善。赵为民（2017）认为我国各农村地区的发展不平衡，情况不同，所以政府应该根据不同的状况来制定相应的政策，如引导农民自己出资建立养老和医疗机构等。

针对农民工这一特殊群体，华迎放（2004）发现养老保险是农民工最为迫切的保障需求。刘艳霞（2017）将农民工根据收入水平划分为三类，发现农民工对养老金的重要性有着充分的认识，养老保障对于农民工而言，培育了他们的风险意识，让他们对家庭养老有所期待，都有参加养老保障的意愿。但是受限于收入，对于养老金和生命历程的规划，低收入人群难以进行规划。再加上养老保险的管理错综复杂，导致账户转移手续复杂的问题。解决农民工的养老问题需要通过全国统筹努力将养老保障体系向普惠型转型。她还指出政府不仅依靠福利政策来保障农民工的利益，除此之外还要从非政策角度关注他们真正的需求，通过家庭和社会两个方面保障农民工的老年生活，切实解决农民工的养老问题。

毕天云（2016）站在老龄社会学的角度分析社会保障必须是有效率的、公平的。因此从这两点出发，作者认为，整合社会养老需要以政府为主导，从而减少主体之间的内耗，同时需要以家庭养老为基础，家庭是养老保障中不可或缺的主体；以社区作为提供社会养老保障服务的平台，作者指出社区是为老年人提供日常活动最重要的场所。蒋军成（2017）通过对中华人民共和国成立至今的养老保障制度的变化总结发现，社会化方向是农村养老保障的现实要求，我国农村养老保障的终极目标是以城乡统筹的方式建立的"城乡一体化"社会养老保险制度。

很多学者就如何解决我国的养老问题提出了并轨养老保障的建议。李育（2014）认为我国养老保障并轨的困难在于历史原因造成的碎片化，以及养老金分担机制的责任不明确。而建立可行的并轨方案不仅需要构建一个完整的制度框架，而且要拓宽养老金的资金来源，降低养老基金的风险。并轨的实施有两种模式，一种是美国的"渐进式"，另一种是智利的"激进式"。对于我国的启示和借鉴意义的是，美国政府对公共部门推行的政策如延迟退休年龄不能起到明显的减轻财政负担的作用，而真正能解决问题的，就是合力安排设计养老保险制度，对公务员的薪酬和养老金合理安排，降低基金管理成本，才能创造最高的福利水平。

魏文斌、李永根、高伟江（2013）均认为我国的养老体系必定朝着多层次、多元主体共同参与的方向发展，从家庭、社区、养老机构三个维度来建设，逐步满足不同层次的养老需求。政府在社会养老服务体系建设中起主导作用，但社会力量的参与有助于多层次的养老体系建设。现代养老服务体系下的居家养老服务与传统意义上的封闭式居家养老不同，它是指一个全新的大家，是一个社会化的家。利用科技手段，建立起信息化服务平台，形成"没有围墙的养老院"。但是王雪辉（2017）则认为这种体系并不适合运用于中国的农村，这与农村地区现阶段的发展实际明显不匹配。作者根据老年人不同身体健康状况构建出以养护为核心的适合农村状况的社会养老体系，在该体系中，对于失能的老人采取的是"普救型"养老照护服务体系，对于三无老人实施"福利型"服务体系，第三种是针对空巢的自理老人的"需求型"照护体系，这样就能满足老人们不同的养老要求。

二、我国的医疗保障体系的现状

刘国恩、蔡春光、李林（2011）采用"及时就医"这个指标来检测老人医疗服务有效需求，使用安德森（Anderson）模型对 2005 年全国老人的医疗需求进行实证分析，指出医疗保险能够提高老人的及时就医率，在减轻家庭经济压力方面也起到了关键的作用，相比较其他保险形式，医疗保险发挥了更大的作用。作者还发现其中城镇医保以及公费医疗起到的作用要比其他保险形式更大。王金营等（2014）运用 Logistic 模型，指出在相同就业条件下，提供医疗保障能够吸引更多的劳动力。劳动者对于市级医院和个人诊所的信任程度越高，参与率越高，但是这种情况对其他医疗机构表现不明显。从学者们的研究可以发现建立和完善医疗保险制度是非常有必要的。

顾昕（2017）认为中国长久以来的医疗碎片化是由医疗管理的地方化以及医疗制度的差异性所导致的，之前的微调不能从根源上解决这个问题，只会带来更多的负面影响，应该系统地改革。将城镇职工的医疗保险取消，三险合一，职工变居民，以统一的居民身份来统一缴费，解决一包的异地缴费问题，减轻企业一包负担，还能增加职工的可支配收入。何文炯、杨一心（2017）认为我国当前的医疗保障体系在制度的构建和运行上依然存在很多问题，不仅覆盖的人群不足，而且随着老龄化的到来，基本医疗保险基金的资金压力大，面对着收不抵支的难题。职工医保和城镇居民医保这方面的资金的持续性问题更为严重，目前我国的医疗资源不足，但是有限的资源使用效率并不高，这些都主要是由参保人违背道德和传统付费的漏洞造成的。

从纵向水平来说新农合和城镇居民医保对提高保障人群的健康水平和福利水平起到了积极的作用，但是横向比较来看两者的保障水平是低于社会福利最大化的保障水平的。赵绍阳、藏文斌、李庆双（2015）用 2010～2012 年城镇居民基本医疗保险和城镇职工基本医疗保险实际报销的比例变化来考察医疗保险如何影响参保者医疗需求和花费，运用充分统计量的方法，建立社会福利最大化理论模型得出当前医疗保障的最优报销水平。采用双重差分的计量方法评估医疗保险的绩效，说明了提高这两项的医保报销比例水平不仅不会因为逆向选择导致医疗资源的浪费，反而能够提升社会福利。因此建议提高保障水平能够在兼顾公平的条件下使得社会福利最大化。

李蕾等（2017）通过对比其他国家的医疗服务状况，提出我国整体卫生医疗服务消费水平不高，主要由政府和私人共同承担。另外医疗固定资产和医疗人员的密度不仅低于发达国家而且也低于一些发展中国家，我国的医疗机构主要是以公立为主，社会办医疗机构为辅，且4/5的卫生医疗资源都聚集在城市，其中大部分的资源又都是位于大城市。资源分布的不合理现象更表明了对于医疗设施的完善和对农村地区医疗卫生设施的加强很有必要。贾洪波、王清河（2016）认为我国的医保付费方式对医保支付的双方而言存在压力。因此提出按照绩效付费的方式逐渐推进。采取先付和预付能够减轻支付方压力，也能提高医疗的效果。朱海龙（2016）提出，现在的医疗保障政策对失地农民、农民工身份界定不清晰，导致出现了无法参保或双重参保的问题，认为要逐步将多轨制的医疗保险制度合并为一元制度。

第二节　安徽省医养融合养老服务的发展状况

一、安徽省的养老和医疗发展现状

早在2012年，朱庆生、周莉萍（2014）统计发现安徽省的新农合的参与率已经达到了99.5%，2013年底全省城镇居民基本医疗保险实现了全覆盖。因此，省内的医疗保障体系覆盖全面。为解决不同类型的医疗保障归属不同管理部门的问题，铜陵市已在全市范围内整合城乡居民医保，并且由人社部门负责统一管理，合肥、芜湖、马鞍山等市所辖15个区纷纷效仿将新农合交给人社部门进行管理，全省16个设区市城中村居民、村改居居民、开发区居民等全部纳入了城镇居民医保保障范围。但是在程舟航、程万兵、黄莺（2010）的调查中发现，新农合在皖北地区的满意度不高，给农民带来了利益的同时也存在着问题，另外，农民对县级医院的满意程度要比镇级医院好，原因是报销手续的烦琐。因此安徽省 2013 年实现了异地之间、不同制度下的医保关系转移及异地就医结算服务，针对农民工密度较大的长三角洲地区还特意开展医保对接管理与经办服务活动。这一举动既解决了异地就医结算的难题，使省内参保人员不再受限于地区，更加方便地享受医保待遇，又解决了农民工因进城务工医保的接续问题。

在新农合的推行和改革中，钱浩、周德水（2015）认为农村的医疗设施只能满足最基本的医疗需求，医疗服务水平低，安徽省的人均医助水平处于全国中下游水平，新农合在所有的医疗保险制度中报销比例最低，实际上并没有解决看病的资金问题。而且农村医务人员的专业素质随着社会的发展已经不能满足农村居民的需求。付连国（2012）采用分层抽样的方法对安徽省农村卫生保健网网底医务人员技术水平进行调查，发现安徽省农村医务人员医疗水平不高，人员分布不合理，职能不明确等问题。认为医务人员应该接受完善的培训机制，政府要对农村医务人员给予保障。李加明（2011）对安徽省的新农合基金运行状况进行分析，认为安徽省的新农合存在着筹资水平不高的问题。他用 Logistic 模型回归发现筹资额越高，农村合作医疗的发展潜力越大，但绝对不能超过农民的收入水平。因此他指出要提高统筹层次，多渠道筹集资金，增大支出解决资金沉淀问题，对资金的管理要引入更加专业的商业保险管理模式。

村级卫生室在基层医疗保障方面起到了重大作用。陈爱如、汪玉萍（2016）用问卷调查的方式考察了安徽省村卫生室的公共服务和医疗服务的完成情况，发现公共服务基本达标但是给村医带来了负担；卫生室的医生超过半数的人拿到了村医资格证，但医疗水平低下不能满足村民日益增长的医疗服务要求，村民需要的药品经常性缺乏，这些都反映了安徽省村级卫生室服务能力差。作者据此提出要加强村医队伍的建设，提升村医的专业水平，要完善药品零差率制度，减少村民的医药费支出。卫生部则要公开卫生室的资金和对村医的补贴，提高村医的积极性，还要对村民进行健康保健知识的宣传起到预防疾病的作用。

社区以其丰富的资源为养老服务的开展提供了平台。吴云龙、潘玲川（2012）随机抽取了安徽省 16 个市社区卫生服务机构和社区居民，通过问卷调查发现安徽省社区卫生服务体系已经初步建立，但是依然存在着诸多问题，如地区之间发展不平衡，经济越差的地区其社区医疗负担越重；社区卫生服务人员数量不足、人员职称较低且缺少全科医生；社区卫生服务体系并未纳入医保体系，资金投入不足造成了设施条件差。但通过对社区居民对社区提供的卫生服务满意度调查发现，社区卫生服务普遍获得了居民的认同。因此，作者建议社区要向居民宣传健康保健知识，完善社区服务网络和双向转诊制度，其中政府要促进社区卫生服务体系纳入社会医疗保险，减轻居民的经济压力，提升医护人员的专业素养，建立全科医生服务制度。

二、安徽省医养融合服务的建设情况

王元元等（2017）对安徽省现有的提供医养结合服务的机构进行调查，发现安徽省目前只有十一家服务机构，无法满足巨大的需求缺口，医疗资源严重不足，且集中在发达的城市之中，结构不合理，配套的政策不完善。他们通过访谈还发现政策对公立医院开展医养结合服务的扶持不明确，对开展医养结合的养护院缺少明确的医保政策支持造成负担重，以及医护人员缺乏等问题严重。他们提出要增加医养融合服务机构的床位，引入长期医疗护理的专业人员，对于那些资质较好的养老机构要投入资金建设完备的医疗服务设备，另外要根据安徽的实际情况制定服务标准。而这种情况在以医疗机构为主体的模式下不突出。

在开展医养结服务体系的机构中，最早开始的是合肥滨湖医院。黄佳豪（2014）认为滨湖医院作为安徽省首家推行医养结合的医院，采用的是以医抚养的方式，即在医院内设置养老机构。这种模式下医养融合服务的提供主体一般都是资源丰富实力较强的公立医院，因为公立医院能将入驻老人的护理费用也纳进医保报销范围，这样护理费用难以报销的问题就能解决从而减轻老人的医疗负担。吴义华（2014）发现像这些医疗资源丰富但存在闲置的国有医院，大多利用资本优势采用在内部设立老年科室、养老机构的模式。但是这种公立医院资源是有限的，按照当前日益增加的养老需求，未来将无法满足。

安徽省静安养亲院采用以医托养的模式为老人提供养老服务，依靠静安健康产业集团旗下中西医结合医院的丰富资源和科技有限公司的技术支持，三者相互支撑共同发展。但是宋向东（2015）认为由于养老和医疗两种制度分属不同政府部门管理，于是造成了老人在养老机构享受的医养结合服务不能参与医保的报销，导致老人为了节省医疗费用往返于养老机构和医院之间，所以这种模式并未真正达到医养融合的要求。另一种模式是以医带养，即一些民办的医疗机构引资建设养老院的模式。黄佳豪（2014）随机抽取合肥14家民办养老机构进行访谈，从政策支持、社会资本、人力资本以及物质资本四个因素考察发现，四个因素都丰富的养老机构保持良好的运营状况。作者认为政府应主要致力于解决社会资本筹集困难的问题，因为社会资本的投入必定会带来物质资本和人力资本的加入，提升那些运营状况差的养老机构的资质，让他们有足够的能力开展适合当地老人的医养融合服务。

以上都是对安徽省养老机构的医养融合服务模式的考察，在机构养老中公办的比例最大。但是王元元等（2014）发现，现在安徽省的医养融合养老机构的入住率较低。原因主要有两个，其一是老人无法负担高昂的费用，其二我国的老人大部分倾向于居家养老，在安徽省有60%的老人选择了居家养老。根据老年人的居家养老倾向，安徽省淮北市十多个社区养老服务站和附近的卫生服务站共享资源，融合发展。这种以医联养模式适用于加强社区卫生服务站、农村卫生室和养老服务站之间的资源共享。

但是大部分社区并没有开展对老年人的临终关怀服务，只有提供医疗方面的基本服务，从医养融合的服务要求来说，安徽省社区养老模式下的医养融合服务体系还需要进一步完善。

第三节　其他省份医养融合的发展状况及其
对安徽省医养融合启示

青岛市为了应对严重的人口老龄化从 2012 年起实施长期医疗护理保险制度。李杰（2014）认为青岛作为国内首个开展长护保险的城市，为其他城市提供了丰富的经验。青岛市采取的模式是依靠长期护理保险的支持，评定出具备医养结合资质的养老机构，提供全方位的医疗照护。这些由政府相关部门批准的具有合格医护资质的老年护理机构申请成为定点服务机构后，定点服务机构的参保人可以享受长期护理保险基金对医护费用的报销，实现了医疗资源和养老资源的优化。但是王赟等（2015）指出政府部门对于医养融合定点机构的认定标准过高，缺乏对于半失能老人的帮助，老人获得的照护没有完善的监督评价机制来监督，容易产生服务质量问题。因此他认为，要促进更多的养老机构成为提供长期医护照料的具有医养融合模式的机构，对于那些能够自理的老人社区应该做好对他们的健康教育和预防，对于获得了帮助的不能自理的老人要常做回访以了解养老机构的服务质量，一旦这些信息得到反馈，就能够提高老人的满意度和健康状况。

夏家红（2014）探索武汉市的医养融合服务方式，发现武汉市中心医院通过双方签订合作协议的方式，与社会福利院分工协作，分级诊疗，实现了大医院与基层医院形成精密医联体。这种模式下的医养结合服务定位于康复医院和护理院，缺点就是养老机构的收费标准对于老人而言经济压力很大。周国民（2014）分析宁波市医养结合的政策问题，认为医养结合养老服务体系是建设动态开发的系统，指出要建立服务内容互补，获取方式方便安全，投资多元化的医养结合服务体系。山西民政厅（2015）调查发现山西省大型国企较多且都设置了医疗宾馆等附属机构，如太原太航科技有限公司之前是一家央企，用现有丰富资源发展养老产业，兴办太航馨悦养护院。另外社会力量直办医养型护理院能解决政府资金负担过重问题。

以上各省采取的模式虽然提供的主体不同，但是都属于机构养老。很多早期的文献都研究的是机构养老的构建。但是随着实践和医养融合服务覆盖面的增长，很多学者发现机构养老的局限性。早期唐文湘（2013）在对（上海）普亲集团的医养融合模式的研究中发现，普亲集团开创了医养融合的普亲模式。这种模式的立足点是居家养老和社区养老，以建设和运营社区养护站为主体，引入医院的医疗资源，不仅提供家庭病床和双向转诊的模式，还能借助社区平台宣传疾病预防知识。这正证明了魏文斌、李永根、高伟江（2013）提出的社区养老是居家养老服务的重要支撑。这种模式与机构养老不同，他属于居家养老服务型。四川省民政厅（2015）调查四川基层医疗卫生机构，发现引导基层医疗机构利用自身优势，为社区老人建立健康档案，而且对于年龄高于 65 岁的老年人群设置专门的家庭医生服务，便于对疾病定期管理和健康指导。这对于居家养老都有很好的借鉴作用。

在最近的研究中，很多学者认为要综合运用机构、社区、居家三种模式。龚勋（2015）认为医养结合是以基本养老服务为基础，以医疗服务为重点，构建医养护康于一体，应当由政府相关部门筹划，整合乡镇医院、区域性养老服务机构，形成双向转诊服务体系。马彦、徐凤亮（2016）通过对苏州市养老服务体系研究发现，不同年龄阶段的医疗诉求是不同的，这也就意味着当前医疗服务是不完善的，还需要形成机构以外的多方参与的多层次的医养融合养老服务。其中既有政府主导的公立机构身先士卒，积攒实践经验，也有政策扶持下的民办机构参与运营。但是也有学者，如戴卫东（2017），提出在医疗机构设立养老机构是不合理且没有效率的，用医疗保险基金来支付老人的养老护理费用会增加医疗基金本身就存在的收不抵支的资金压力，因此也是不合理的。作者支持医疗机构和养老机构合作，独立运行。而且提出了加强居家、社区还有机构的信息互通共享，构建更加智能的养老互联网络的建议。从各省的发展经验得到安徽省医养融合发展启示如下。

一、将"家庭病床"模式作为推进安徽省医养融合的重点

通过文献看出，每个城市的老龄化需求市场存在着差异，各地的经济实力也各不相同，因此推行的制度也存在着不同。要结合所研究的城市背景才能构建合适的医养融合养老系统。滨湖医院医养结合模式的成功案例证明了，公立医院凭借得天独厚的资源优势和人才优势，率先采用医养结合模式，将医疗与养老功能相结合为医养融合的发展起到了带头的作用。但安徽省的社区没有利用其优势开展居家养老类型的医养融合服务模式。方宏伟（2015）认为家庭医生制度与居家养老相结合的家庭病床模式是能够满足大多数老年人养老需求、覆盖范围最广的医养融合模式。因此提出将"家庭病床"模式作为推进安徽省未来医养融合发展的重点。

二、推广长期护理保险

"医养融合"服务的提供方具体来说，有老年公寓、护理院、临终关怀院、各级医院、社区卫生服务中心和居家养老服务中心等。老年人选择医养融合养老模式的意愿受到很多因素的影响。张化楠、方金、毕红霞（2016）运用解释性结构模型（ISM）来分析各因素间的层次结构，再使用层次分析法（AHP）检测各影响因素的重要程度。由此得出经济收入是影响老人选择意愿的根本原因，家庭收入水平成为老人选择时的关键因

素。所以，为了减轻老人的经济压力，戴卫东（2016）认为推广长期护理保险是有必要的。首先取消个人账户的设置，效仿山东青岛的做法开设长期护理保险（LTCI）账户。其次长护保险的推行也能增加老人入住机构的概率，使他们享受更好的医养融合服务。最后推动二级医院转行成为养老护理院，三级医院开办附属养老护理院，对于解决他们经济效益差的问题，以及医养结合的发展都起到了促进作用。

三、鼓励私立医院开展医养融合服务

罗大庆、张奕婷（2017）搜集了中国健康与营养调查（CHNS）2004年、2006年、2009年三个时期内9个不同省份的城镇居民数据，为考察医疗保险覆盖面扩大和医疗报销比例的提高对医疗费用的影响，以公立医院门诊医疗费用的自然对数为被解释变量，以医疗费用中由保险支付的比例和城市平均医保覆盖率为关键变量，运用混合横截面模型证明了在公立医院垄断的市场条件下，提高医保的报销比例会使得医疗服务的价格增长，但是在私立医院和公立医院竞争的市场条件下，不仅能够降低两者医疗服务的价格，而且对于无医保者的医疗服务定价也起到了降低的作用。因此可以鼓励私立医院医养融合的发展，从而降低老人的支付压力。目前安徽省的老龄化程度逐渐加重，仅仅依靠有限的公立医院已经不能满足老人不同阶段的医养需求，私立医院能够分担公立医疗机构的压力，也能够降低老人医疗费用的负担。总之鼓励多元化的服务主体参与，能够根据老人的不同年龄阶段的需求提供多层次的服务。

第四节　对已有文献的评价

目前学者对医养融合的研究侧重在服务模式的探索，一般是以一个地区或者机构为例分析不同模式下医养融合服务是怎样运行的，针对当前机构的医养融合服务存在的问题分别从政策角度，管理角度和实际操作方法三个方面提出解决策略。少数文献研究了我国居家养老模式下的医养融合体系的建立。还有些文献则站在老人的需求视角分析了当前的医养融合服务体系结构存在着哪些问题，探讨适合当地社会经济发展、满足养老医疗服务需求的服务体系。也有作者从组织社会学的角度研究了医养融合服务体系本身存在的矛盾，从制度设计的角度分析医养融合服务体系的发展障碍。

从已有的文献来看，学者们研究的地区主要是城市，研究农村地区的医养融合服务如何开展的文献较少。研究方法大多数是理论性研究，实证性分析较少。实证性文献中，研究方法以调查问卷和访谈为主，对数据的处理方式也很简单，极少用到模型。另外目前的文献中对于社区养老服务体系如何开展医养融合服务的研究相对较少，大部分只是提到了社区在老人的医疗和养老方面的重要性，建议完善社区养老服务体系，但是具体的做法和案例的展示方面涉及的研究很少，针对农村地区的养老服务需求的医养融合服务体系建设的内容就更加匮乏。从大量的研究中我们可以发现，医养融合服务体系如何构建的问题与所研究地区的养老和医疗水平息息相关，但是很多作者在文献中并没有介绍这些背景。

第五节 本章小结

首先，医养融合的内在矛盾是我国的医疗和养老保障体系现存的制度问题造成的。我国的医疗养老服务体系分属不同的政府部门，多重部门权利的割据造成了政策的难以协同，阻碍了医疗和养老部门之间信息共享，降低了医养融合的效率。另外我国的地区之间、城乡之间在医疗和养老保障享受的政策方面存在着很大的差异，其中农民工的医疗和养老保障问题尤为突出。因此养老保障体系的制度设计的不合理性以及医疗保险的支付问题造成了医养融合的发展困境。为了应对我国的特殊医养环境，未来医养融合养老服务体系的构建必然是复杂多样的，能满足不同养老医疗制度体系下的老人的养老要求。当前外部市场环境也影响着医养融合的发展，政府如何吸引社会资源参与医养融合的建设还需要进一步研究。

其次，医养融合服务的发展方向一定是由多方参与的且由政府主导的、多层次的服务体系。目前我国养老机构提供的医养融合的方式总结来说，就是医疗机构内部增加养老服务或者养老服务完善自身的医疗服务或者两者之间直接合作。医养融合服务的提供方可以根据自身资源和能力来选择不同的模式。但是从文献研究发现，单一的医养融合服务并不能覆盖所有需要服务的老人，因此医养融合养老服务需要社会、家庭和机构的共同参与构建。之所以说政府主导是因为医养融合在市场的运作下不可避免地要面对产业化的问题，因此只依靠政府和非营利机构的参与是不能解决好老龄化问题的，要鼓励多种社会资源和力量的投入，同时以政府为核心，才能构建完善稳定的医养融合服务体系。

再次，医养融合养老服务能够明显改善老人生命健康和生活质量，但是我国目前的医养融合服务还存在着很多问题。第一，服务覆盖的人群有限。我国医养融合服务的主要对象还是失能老人，并没有覆盖到自理和半失能的老人。第二，所提供的服务内容不完全，很多机构缺乏对癌症晚期的老年人的临终关怀服务。第三，专业医护人员缺乏。对于服务提供方是医院的医养融合服务机构来说，服务人员的专业素养较高，但是在其他机构养老的模式下，专业人员匮乏的问题依旧十分突出。第四，政府评定的服务机构数量少。虽然政府对医养融合服务的构建给予了很多的资金和政策扶持，但是对服务机构的资质评定要求较高，这阻碍了医养融合服务体系的普及和发展，另外没有构建对机构养老服务的监督体系使得医养融合服务的质量提升缓慢，这对于老人的健康状况的改善是低效的。

最后，保证医养融合可持续发展需要更多地依靠社会资本的投入。老年健康产业的服务核心内容是要解决好老年人的养老和医疗保健两方面问题。安徽地处长江经济带，存在着旺盛的老年健康产业的需求，因此安徽省医养融合的发展存在缺口；政府对于老年健康产业给予资金投入，包括基础设施的建设和对产业的扶持优惠都为医养融合服务体系的构建提供了良好的经济环境。但是仅仅依靠政府的投资是低效的，而且整个机制缺少内在的动力。要解决医养融合服务发展的问题，除了政府的投资，更多的是引导私人资本的投入，不仅能够节约建设的成本，还能够提高服务质量。总体来说，政府要继续推广医养融合养老服务模式，每个城市结合当地情况选择医养融合模式，提高医养融合服务水平，构建多层次服务体系，引导社会资本的投入，这都是医养融合型养老模式下进一步提高老年人口生命质量的有效手段。

第三章 医养融合养老保障的制度变迁

第一节 城镇医疗保险制度

医疗保障制度是我国社会保障制度中最为重要的一种。对于个人而言，医疗保障制度可以满足自身治疗疾病的需求，保持健康体魄。对于国家而言，其创建和推行对于我国的社会发展以及人民的生活水平有着积极作用。在中华人民共和国成立后，我国才开始初步摸索医疗保障制度，经过多次改革和发展，已取得不错的实施效果。但由于中华人民共和国成立初期，我国城镇和农村生活水平以及发展状况存在差异，为了满足发展需要，我国创建了城镇和农村两种医疗保险制度。在后来的改革和发展过程当中，国家也在不断探求建立覆盖城镇和农村的统一医疗保险制度。

一、1949~1977 年：初创阶段

1949 年后，我国社会保障制度刚刚开始得到重视，其中的医疗保障制度更是得到了高度重视。当时医疗资源严重匮乏，人民饱受疾病摧残，健康水平严重低下。在城镇方面，为了进一步满足城镇职工的基本健康需

求，政府创建了涵盖国有企业职工的公费医疗制度和涵盖机关事业单位的劳保医疗体制。1951 年，我国公布《中华人民共和国劳动保险条例》，建议设立劳保医疗体制。其中，保险费的缴纳方为企业，由企业全权代员工交纳保险费，保险费主要由中国人民银行全权管理，员工医疗费用采取全部报销的形式。在这一阶段，公费医疗制度和劳保医疗体制得到了广泛的推广和健全，但其弊端也渐渐显现，其中保险费全部由企业负担，给企业带来巨大的财政压力，全额报销医疗费用也会带来资金的紧张，解决资金问题迫在眉睫。

二、1978～1993 年：巩固阶段

1978 年，中国开始改革开放，开始着手医疗保障制度的推广和健全工作，为了解决劳保医疗体制和公费医疗制度带来的一些问题，我国开始逐步进行医疗保障制度的改革工作。随后，我国于 1979 年 4 月 28 日公布《关于加强医院经济管理试点工作的意见的通知》（以下简称《通知》），明确公立医院的定义，即是一项为人民服务的社会主义福利事业；明确公立医院的职责，即治病救人，并指出加强对医院以及医院经费的管理。同年 11 月 15 日，我国出台《关于加强医院经济管理试点工作的补充通知》，对比于之前出台的《通知》，进一步规定了公立医院的奖励和补助，扩大了试点工作范围，防范了个别单位擅自抬高收费标准或不按规定乱发奖励和补助的现象，加快了试点工作的步伐。

随后，为了进一步加快改革，我国开始逐渐淡化政府在医疗卫生事业方面的权利，扩宽了资金来源，多方向地发展医疗服务事业。1989 年 1 月 15 日，我国颁布《关于扩大医疗卫生服务有关问题的意见》，建议各地区要积极探索和推广多种形式的医疗卫生承包责任制。提出要依据看病类型划分多种收费尺度，拉开收费差距。这一决定进一步表明了我国医疗卫生改革的具体方向，即允许医院逐步向逐利机构发展。此后，公费医疗

制度和劳保体制取得了不错的实施效果，城镇职工健康水平大幅度提升。但随着时间推移，公费医疗体制和劳保体制存在的问题逐步显现，开展医疗保障制度改革已成为必然趋势。

三、1994～2008年：改革阶段

1994年，我国在江苏省和江西省分别选择两个城市展开城镇职工医疗保险制度的试点工作，取得了不错的实施效果。于是1996年，我国召开了第一次全国卫生工作大会，大会重点是强调了城镇职工医疗保障制度创建的必要性，以及后续的创建和推广方案。1997年1月15日，国家公布《关于卫生改革与发展的决定》，明确了今后我国医疗保险制度推行和健全的方向，即以农村卫生事业为重点，以预防疾病为主。随后，1998年12月14日，我国公布《关于建立城镇职工基本医疗保险制度的决定》，进一步指明了改革的具体方向，即创建与当前社会状况、人民生活水平、基本健康需求相适应的基本医疗保险。其中，在参保范围方面，城镇在职职工都可以自愿选择参保，其他个体经营户和乡镇企业职工是否参保由各省市根据实际情况自主决定。在缴费方面，保险费主要是由单位和职工共同承担，各地区根据自身发展状况决定缴费比例。

在摸索健全城镇职工基本医疗保障制度的同时，我国于2007年7月公布《关于开展城镇居民基本医疗保险试点的指导意见》，提出要创建以城镇居民为首要参保人的基本医疗保障制度。保险费由家庭和政府缴纳，家庭是主要缴费方，政府会给予一定的补贴。2008年3月28日，国家公布《关于开展城镇居民基本医疗保险试点的指导意见》，决定在各地区进行医保试点工作。在保险的受益人方面，除去之前包括的未参加城镇职工基本医疗保险的居民外，还增加了中小学阶段的学生。在缴费方面，仍然是以家庭缴费为主，政府适当补贴，但增加了个别单位可以给予部分补助。这一阶段创建的居民保险仍然存在一些制度上的缺陷，例如城乡资源

配置不合理、医疗保障制度不健全等问题，亟待解决。

在开展城镇员工和居民基本医疗保障改革的同时，我国还在积极探索构建顺应社会发展和人民需要的城市社区卫生服务体系。1999年，我国公布《关于发展城市社区卫生服务的若干意见》，首次提议各地区要创建以社区居民为服务对象的城市社区卫生服务体系，用以解决各地区存在的医疗卫生资源配置不合理、使用不合法等问题。2000年2月，国家公布《关于城镇医药卫生体制改革的指导意见》，提出加快区域医疗服务规划，尤其是社区方面的医疗服务规划。2002年8月财政部等11部委出台《关于加快发展城市社区卫生服务的意见》，建议各地区要加速推动社区医疗卫生服务工作，健全社区医疗卫生服务体系。2006年2月23日，国家出台《关于发展城市社区卫生服务的指导意见》，提出加快推广和健全我国城镇社区医疗卫生服务体系。

在安徽省方面，安徽省于1999年8月18日出台《安徽省实施城镇职工医疗保险制度改革若干意见的通知》，根据安徽省当前的发展情况，制定了适应安徽省发展需要的医改措施。在参保范围上，除去所有企业的职工，还可以根据地区发展，将个体户纳入。在保险费的管理方面，主要是统一创建个人账户，作为个人交费地点。在费用的缴纳方面，主要是以个人缴费为主，缴费比率是收入的2%，以单位缴费为辅，缴费比率不能超过6%。2006年9月5日，安徽省公布《安徽省人民政府关于加快发展城市社区卫生服务的实施意见》，建议积极完善和健全安徽省社区医疗卫生服务体系。2007年8月27日，安徽省出台《关于开展城镇居民基本医疗保险工作的意见》，提出在合肥、芜湖和马鞍山三个城市按照国家出台的规定展开安徽省城镇居民基本医疗保险的试点工作，并于2008年底，落实安徽省保险制度的全覆盖目标。

四、2009年至今：新医改阶段

中共中央、国务院于2009年3月17日公布《关于深化医药卫生体制改革的意见》，该文件表明当前我国在城镇和农村实行的基本医疗保险仍存在较大差异，城乡资源分配不均等问题显著。因而，构建城乡统一的居民基本医疗保障制度是发展之趋，保障制度改革已成为必然的趋势。2012年3月14日，国务院出台《关于印发"十二五"期间深化医药卫生体制改革规划暨实施方案的通知》，建议要加快健全和完善全民基本医保体系，扩大基本医保的覆盖范围，并明确规定全民基本医保体系的管理、服务、费用支付等方面政策。随后，2016年12月27日，我国公布《关于印发"十三五"深化医药卫生体制改革规划的通知》，提出要建立多种形式的医疗卫生服务，例如诊疗—康复—长期护理模式。

在医疗卫生服务方面，2011年，国务院要求各地方政府废除其下属公办医疗机构的药品加成制度。2015年，为了响应国家号召，我国县级、乡级公办医疗机构全面废除药品加成制度。同年，我国出台《关于促进社会办医加快发展若干政策措施的通知》，该项文件明确提出要降低社会办医的进入门槛，扩宽医疗服务机构的资金渠道，尽快实现各医疗服务机构资源共享。2017年4月11日，国家开展针对医疗卫生服务价格改革的工作座谈会，建议变动部分医疗卫生服务价格，确保各阶层公办医院于同年9月底前全数废除药品加成体制。2017年7月12日，国家卫生和计划生育委员会（以下简称"卫计委"）颁布《关于加强药事管理转变药学服务模式的通知》，对于我国药事管理方面作出具体规定，统一了医院临床用药的标准。至此，我国药品加成制度全面废除。

在公立医院改革方面，2010年，我国公布《关于公立医院改革试点的指导意见》，指出改革的具体方针，即合理配置城乡医疗资源，最大化的缩小城乡资源配置差异，积极完善市级公办医院与城乡医疗服务机构的分工协作体制，推进医药分开。并在全国范围内展开试点工作。2015年5月6日，我国公布《关于城市公立医院综合改革试点的指导意见》，提议各地区要扩大公立医院改革试点范围，并明确指出健全公办医院的具体方法，要求公办医院逐步淡化利益，废除逐利机制。随后，卫计委、财政部等 7 部委于 2017 年 4 月共同公布《关于全面推开公立医院综合改革工作的通知》，建议在全国进一步推广公办医院的改革工作，扩大试点城市范畴，完善公办医院公益性。至此，我国开始全面展开公立医院改革工作。

在城乡居民医疗保险方面，2009 年，国家下发了《关于深化医药卫生体制改革的意见》，为了缩小城乡医疗制度差别，处理城乡医疗服务资源分配不均的问题，初次提出要构建以城乡居民为首要参保对象的基本医疗保险制度。2012 年 8 月 31 日，国家发展和改革委员会（以下简称"发改委"）等部委配合出台《关于开展城乡居民大病保险工作的指导意见》，建议在各地区全方面展开城乡居民大病保险的试点工作。随后，根据各地开展工作的反馈，国务院办公厅于 2015 年 7 月 28 日正式颁发《关于全面实施城乡居民大病保险的意见》，建议在各地区积极推广和完善大病保险制度，实现大病保险的全覆盖，为今后整合城乡居民基本医疗保险打下基础。随后，我国于 2016 年公布《关于整合城乡居民基本医疗保险制度的意见》，指明了我国往后医疗制度改革的方向，即构建涵盖城镇和农村居民的基本医疗保险制度，对城镇居民和农村居民实行统一的筹资政策和保障待遇。

在安徽省方面，2009 年 2 月 4 日，安徽省财政厅公布《28 项民生工程——城镇居民基本医疗保险制度》，提出推行和健全安徽省城镇居民基本医疗保险制度的具体方法。根据国务院颁发的《关于公立医院改革试点的指导意见》，2012 年 9 月 22 日，安徽省出台《安徽省人民政府关于县级公立医院综合改革的意见》，明确了县级医院的定义，即县区内的医疗卫生中心和农村三级医疗卫生服务网络的龙头，并提出了几点推进和完善县级医院改革的具体方案，例如要推进和完善县级医院的管理体制改革、推进医药分开等。随后，国家在各地区开展医药卫生体制改革的试点工作，安徽省也是试点工作的开展地区之一，于是 2015 年 2 月 6 日，安徽省公布《安徽省深化医药卫生体制综合改革试点方案的通知》，明确安徽省展开试点工作的详细方案，宣布以药补医全面取消，建立分级诊疗制度和医联体，健全医疗卫生服务和药品价格制度。

2012 年 10 月 15 日，安徽省公布《关于开展城乡居民大病保险工作的实施意见》，建议安徽省要全面展开大病保险工作，并提出了详细的开展措施。随后，安徽省政府于 2015 年 11 月 5 日公布《关于巩固完善城乡居民大病保险制度的实施意见》，在之前规定的基础上，进一步扩大了城乡居民大病保险的参保范围，将城镇企业员工纳入保险范畴。2016 年 12 月 30 日，安徽省公布《安徽省人民政府关于整合城乡居民基本医疗保险制度的实施意见》，明确规定了安徽省实行城乡居民基本医疗保险的详细举措，在筹资政策、基金管理、养老金待遇等方面都做出统一规定和管理。

随后，2017 年 8 月 15 日，安徽省下发《安徽省关于促进社会办医加快发展若干政策措施的通知》，建议要扩充社会办医空间，积极促进社会资金融入养老基金、社会医疗机构参与医疗保险。2017 年 9 月 8 日，公布《安徽省关于促进社会办医加快发展的若干政策措施》，为健全安徽省的社会办医体系提出了几点政策建议，如规范社会办医的条件、拓宽融资渠道等。2017 年 9 月 15 日，安徽省卫计委公布《安徽省"十三五"深化医药卫生体制改革规划》，该项文件指出在"十三五"期间，安徽省医疗卫生体制改革应当结合安徽省实际统筹协调发展，对已有的成熟改革经验做法进行深化与全面推开，并鼓励社会办医。

第二节　农村医疗保险制度

一、1958～1996 年：建立阶段

我国开展农村医疗保障制度较迟，中华人民共和国成立初期，农村居

民只能自费治疗疾病。但土地改革后，农民生活水平不断提高，为了实现身体健康、满足自身医疗的需求，一些地区出现了农民自愿集资创设的保健站和医疗站。1958 年，各地区农村合作医疗开始相继涌现，并逐步发展起来，到 1962 年，我国农村合作医疗已达到 50% 的覆盖率。1979 年 12 月 15 日，财政部等三部委下发了《农村合作医疗章程（试行草案）》，明确提出了农村合作医疗的试行和推广的具体事项，在基金管理方面，主要是由个人和集体筹集的，各自分别筹集多少由各地区开展团队自行决定。该项方案的出台进一步推进和完善了我国农村合作医疗。到 1980 年，我国已基本实现保险制度的全覆盖，覆盖率达到 90%。

二、1997 年至今：改革阶段

1997 年，我国出台《关于卫生改革与发展的决定》，提出在农村地区积极推进和完善农村合作医疗制度，要求上级要加强合作医疗制度的管理，在有发展条件的地区，可以向社会医疗保险过渡，发展适应农民的新型医疗保险。2007 年 7 月 24 日，我国公布《中央预算内专项资金（国债）村卫生室建设指导意见》，为了实现和满足乡镇医疗资源的有效配置，提议建立用于建设医疗机构房屋和设备的专项基金。在这一阶段，国家高度重视农村医疗保障制度，积极推广和完善该项制度，弥补了农村医疗卫生事业的空白。但相对于城镇职工来说，农村医疗保险制度并未发展完全，资源配置方面也未得到公平对待，仍需不断完善。

此后，国家为缩小城镇和农村医疗保险制度的差别，出台了各项文件，从各方面尽可能地缩小差距。2010 年 7 月，《乡镇卫生院管理办法（试行）》公布，对乡镇医疗机构的资金预算做出具体规定，严防出现超额预算的现象。2012 年 4 月 20 日，《关于商业保险机构参与新型农村合作医疗经办服务的指导意见》公布，提议要积极推进商业保险机构融入农村医疗保障制度，通过商业保险机构制定的非基本医疗保险产品，保证医疗资源配置均衡，弥补城乡差异化保险制度。2015 年，《关于进一步加强乡村医生队伍建设的实施意见》公布，提出要明白乡村大夫重要性，加大乡村大夫的治理力度，改变乡村大夫的服务方法。2017 年 4 月 20 日，《关于做好 2017 年新型农村合作医疗工作的通知》发布，提出加快健全各地就医联网支付和报销方式，推广和发展按病种付费、按人头付费和按床位付费等复合型支付方式。

在安徽省方面，2003 年 4 月 10 日，安徽省人民政府印发《关于建立新型农村合作医疗制度意见的通知》，对安徽省展开新型农村合作医疗提出了几点实施意见，例如在保险费的缴纳方面，农民个人每年应缴纳不低于 10 元的费用，将农民个人缴纳的保险费用归入个人合作医疗基金，主要用于缴纳个人住院或大病治疗费用。随后，安徽省积极推进各乡镇展开新农合的试点工作。安徽省政府于 2006 年 1 月 4 日公布《关于完善和发展新型农村合作医疗试点工作的意见》，为安徽省展开新农合的试点工作提出四项原则，即贯彻农民自愿参加医疗保险的原则，贯彻互相帮助、共同救济的原则，贯彻公正透明办事的原则，贯彻为农民服务的原则。

第三节　城镇企业职工养老保险制度

目前，养老保障制度经历了漫长的改革发展过程，在我国已经得到基本普及，越来越多的人在老年时得到了基本的生活保障。养老保险是社会保险的主要组成部分，其发展和健全对我国的国民经济和社会发展具有鞭策作用。由于我国多层次的社会结构、户籍制度等，导致我国的养老保险制度存在着个体和职业等方面的差异。因而，在养老保险制度的改革发展过程中，我国分别形成了涵盖城镇、农村、机关事业单位的养老保险制度。下面，将着重介绍三种养老保险制度的变迁过程。

一、1949～1965年：初步探索建立阶段

我国养老保险制度的构建可以追溯到中华人民共和国成立初期，当时为了满足老年生活需要，人民迫切需要养老保障制度。于是，经过两年的不断摸索，1951年2月，我国出台《中华人民共和国劳动保险条例》，正式提出我国企业养老保障制度，该项条例规定了企业员工保险费的征集、保存和支付以及员工退休条件、待遇。但该项条例的实施范围过小，只针对百人以上的国营、公私合营等企业，需要进一步的修正和完善。因此，政务院于1953年1月对《中华人民共和国劳动保险条例》实施改正，出台《劳动保险条例实施细则修正草案》，在之前的基础上，增加了参保人范畴，降低了参加保险的前提条件。

1956年，根据社会发展需要，政务院根据《中华人民共和国劳动保险条例》，提议进一步增加改革试点城市。据统计，当时参保人数达到了总人数的94%。1958年3月，我国公布《关于工人、职员退职处理的暂行规定》，提议机关干部和企业员工实行统一的退休办法。直到1978年，两者才分开，机关干部和企业职工开始施行不同的退休办法。在这一时期，将城镇企业职工作为参保对象的养老保险制度已基本确立起来，但并未得到推广和发展，主要还存在以下几点的不足：首先，这一时期的养老保险制度覆盖范围过于狭窄，并未涵盖城镇个体劳动者；其次，养老保险体系太过单一，大部分责任的首要承担人仍然是政府；最后，养老保险费用主要采取的是现收现付模式，并未形成一定的资金积累，对于政府来说，会形成一定的财务负担。

在机关事业单位养老保险方面，从中华人民共和国成立初期，我国就开始着手处理机关干部的退休问题。1950年3月，政务院出台了《中央人民政府政务院财政经济委员会关于退休人员处理办法的通知》，明确规

定了机关干部退休金的发放标准，规定实行一次性付清退休金的方法。1955 年 12 月，国家办公厅出台《国家机关工作人员退休处理暂行办法》，决定改变退休金的发放方式，由之前的一次性付清改为了按月发放，并提高了干部退休金待遇，按照退休时期的工龄长短发放不同数目的养老金。1958 年 3 月，我国出台《关于工人、职员退职处理的暂行规定》，指明了工人退职时的具体处理方法，解决了退职后养老保险费用的交纳和养老金的发放等问题。

二、1966～1983 年：瓦解和恢复阶段

在"文化大革命"时期（1966～1976 年），刚探索构建起来的养老保障制度遭到了严重的破坏。在这一阶段，开展和管理养老保障具体工作的工会组织陷入瘫痪。随后国家任命代为监督管理养老保障工作的劳动部门也陷入了瘫痪。这对于刚刚建立起养老保险制度的中国是一个严重的打击，导致许多企业的退休人员无法办理退休业务，享受养老保险带来的福利。我国迎来改革开放后，首要的工作就是使负责养老保险工作的工会组织逐渐恢复职能，并将滞留下来的企业职工退休问题解决好。随后，1978 年 6 月国家起草了《国务院关于工人退休、退职的暂行办法》（以下简称《暂行办法》），该项暂行办法改变了之前的养老金发放标准，将退休金由一次性发放改为了按月发放。1983 年，为了进一步解决退休人员生活的困难，又对养老金的最低额度做了调整。

为进一步完善我国机关事业单位养老保险，我国于 1978 年相继出台《关于安置老弱病残干部的暂行办法》和《国务院关于工人退休、退职的暂行办法》，提出了干部离休、退职的条件，以及后续的养老金的发放标准。1980 年 10 月，我国公告《关于老干部离职休养的暂行规定》，更加全面地规定了干部离休的条件，即离休的人员标准以及离休后养老金的发放标准。1982 年 4 月，我国又出台了《关于老干部离职

休养的几项规定》，并进一步地明确了干部离休的条件、年龄限制以及待遇水平。

在这一阶段，养老保险制度经历了瓦解和恢复，但其中仍存在着一些制度上的不合理，需要解决，其中主要有以下几方面：首先，对于工人的工龄没有过多的要求，导致工龄长的和工龄短的工人不存在养老金的差异，这对于工龄较长的工人存在不公平的现象；其次，这一阶段的养老保险仍然存在覆盖面狭窄的问题，并未包含县级以下的企业职工；最后，养老保险并不存在调整机制，当存在物价上涨或通货膨胀等经济问题时，养老金并不能随之调整，从而使得工人的退休养老金并不足够支付基本生活。

三、1984~2004 年：调整与发展阶段

在 1984~1990 年，我国首先是通过养老保险改革试点的方式在全国各省市进行了试点，探索更适应社会发展的养老保险制度。随后，我国于1991 年公布《国务院城镇企业职工养老保险制度改革的决定》，明确推广和健全养老保障制度的一些基本原则，主要存在以下几方面：首先，改变了养老费用的缴纳方，由原先的企业缴纳，转换成了由个人、企业、国家共同缴纳；其次，为了顺应社会的发展，解决由于物价上涨带来的养老金不足够支付老年生活的问题，提出要建立养老金调整机制；最后，对于养老保障基金的管理作出明确规定，要求每个参保人都要注册账户，每个账户只允许账户参保人使用。

随后，1993 年中共中央十四届三中全会决议重新规定了养老保障制度改革的基本原则，明确提出要构建和推广社会统筹和个人账户相结合的养老保险制度，并在各地区展开试点工作。1995 年 3 月，我国公布《国务院关于深化企业职工养老保险制度改革的通知》，在以前发布的养老保险制度的基础上，放宽了参保的前提条件，创建了多方位的制度体系。主

要实行了两种实施方案，其一是企业职工按照职工工资总额的特定比率进行缴费，其二是企业以职工工资总额为基数，按照当地政府规定的比率缴费。但就当时的实施效果来看，仍然存在一些问题没有解决：首先，参保对象的覆盖范围过窄、保险金收不抵支的现象仍然存在；其次，统筹基金账户的创建为基金的管理带来了方便，但并未与个人账户实行分开管理制度，可能会导致某些地区出现私自挪用个人账户基金的现象。

于是，鉴于之前改革的一些问题。国务院办公厅于 1997 年 7 月公布《国务院关于建立统一的企业职工基本养老保险制度的决定》，该文件提议在当前社会发展状况以及人民健康水平的基础上，构建覆盖企业员工的基本医疗保障制度。随后，我国于 1998 年 8 月公布《国务院关于实行企业职工基本养老保险省级统筹和行业统筹移交地方管理有关问题的通知》，主要包括：一是建议养老保障制度首要实行省级统筹，由各省市对养老保障工作统一管理；二是改变了原先养老保险费的缴纳和支付方式，由差额缴拨改为全额拨付；三是行业统筹移交地方管理等。这一改革解决了 1995 年改革存在的问题，确立了新的缴费方式。但仍然存在着一些问题，需要解决，如缴费率过高、各省市发展不均衡等问题。2000 年 12 月，我国公布《国务院关于印发完善城镇社会保障体系试点方案的通知》，建议要积极推广和开展机关事业单位养老保障制度改革，对公务员及未改制的事业单位仍实行原养老保险制度，对已改革的事业单位实行城镇职工养老保险制度。

在安徽省方面，1995 年 8 月 18 日，安徽省出台《安徽省企业职工养老保险制度改革实施方案》（以下简称《实施方案》），明确提出了安徽省开展职工养老保障制度改革工作的具体措施：首先，在保险的受益人方面，首要针对的是城镇企业职工和自由职业者、私营企业员工；其次，在保险费的缴纳方面，首要缴纳方是职工，企业给予一定补助；最后，在基金管理方面，要求每位职工建立属于自己的保险账户用于保险费的缴纳和养老金的发放。随后，1997 年 12 月 10 日，安徽省公布《安徽省统一企业职工基本养老保险制度实施方案（试行）》，在 1995 年公布的《实施方案》基础上，进一步扩大了实施范畴，明确了养老金发放尺度。在实施范围方面，加上了离退休人员和城镇个体劳动者，扩大了覆盖面积。在保险费的缴纳方面，降低了企业的缴费比例，变成 20%。在养老金的发放尺度方面，对统一制度前退休和统一制度后退休执行不同的发放标准。在费用的管理方面，建议要加快构建和健全基本养老保险个人账户和统筹基金。

四、2005 年至今：改革发展阶段

依据各省总结的相关经验，我国于 2005 年 12 月公布《国务院关于完善企业职工基本养老保险制度的决定》，进一步扩大了参保规模，参保对象增加了个体户和没有稳定工作的工作人员；改变了保险费用的缴纳标准，由之前缴纳个人工资的 11%，改为 8%；提出部分企业建立企业年金的构想，进一步改善职工的退休生活。2006 年，在国务院的指导下，在湖南省、湖北省、山东省等八个省份展开了个人账户试点工作，摸索构建和完善养老保险可持续发展机制，为推广和健全企业职工基本养老保险制度积累相关经验。

随后，2011 年 6 月 7 日，我国公布《国务院关于开展城镇居民社会养老保险试点的指导意见》，决定在各地区展开城镇居民社会养老保险的试点工作。在保险的参保人方面，非从业人员也可参保，享受发放养老金的待遇。在保险费的缴纳方面，主要是以个人缴费为主，政府补贴为辅，并且分为多档次缴费，有 100 元、200 元等十个缴费档次。在养老金的支付尺度方面，基础养老金主要为 55 元。2011 年 10 月 19 日，国家社保局公布《关于做好当前新型农村和城镇居民社会养老保险试点工作的通知》，建议要扩展新农保和城镇居民养老保险的试点范畴，并提出了具体的实施方案。2014 年 2 月，我国公布《国务院关于建立统一的城乡居民

基本养老保险制度的意见》，明确提出要构建以城乡所有居民为首要参保对象的养老保障制度，并出台具体的制度实施方案。

在机关事业单位养老保险方面，我国于 2008 年出台《国务院关于印发事业单位工作人员养老保险制度改革试点方案的通知》，进一步提出了改革的详细举措。在此之后，为了加快推进和完善事业单位养老保险制度，2015 年 1 月 4 日，我国出台《关于机关事业单位工作人员养老保险制度改革的决定》，明确了机关事业单位保险制度改革的具体方向，即创建保障层次多样、资金渠道多方位的保障服务体系，并出台改革的具体方法。在保险费用的缴纳方面，主要是单位和个人共同缴费，个人交费占工资收入的 8%，单位交费占工资总额的 20%。在养老金的发放待遇方面，构建调整机制，根据社会发展现状和物价水平的高低，及时调整养老金的发放标准。

在安徽省方面，劳动和社会保障厅和财政厅于 2004 年 5 月 31 日公布《关于加快实施全省基本养老保险市级统筹的意见》，对养老金的征收和发放作出具体操作方案，执行统一管理。在缴费方面，以职工为首要缴费方，企业给予一定补贴，企业缴费依照本企业全数职工工资总额确定，个人缴费基数依照本人工资收入确定。2006 年 9 月 20 日，安徽省政府出台了《关于完善企业职工基本养老保险制度的决定》，对安徽省展开试点工作作出明确规定，提出要进一步扩大保险的涵盖范畴，将个体户和机关事业单位非在编员工纳入参保范围，对于一些因特殊情况无法就业的人员给予一定的养老保险缴费补助。

2009 年 11 月 11 日，安徽省人民政府出台了《关于企业职工基本养老保险实行省级统筹的意见》（以下简称《实施意见》），相较于之前颁布的实施方案，进一步扩大统筹范围，养老保险的缴费、基金的管理和养老金的发放等方面都实行省级统一管理。这表明安徽省的基本养老保险正在日益成熟。2011 年 9 月 5 日，安徽省人民政府出台《安徽省人民政府关于开展城镇居民社会养老保险试点工作的实施意见》，明确提出安徽省开展城镇企业职工养老保险试点工作的实施方案。2014 年 12 月 10 日，安徽省公布《安徽省人民政府关于进一步完善城乡居民基本养老保险制度的实施意见》，相较于 2011 年出台的《实施意见》，保险费除了个人缴纳和政府补贴外，还加入了集体补助；划定了基础养老金的发放尺度，即每人每个月 55 元。

为响应国家出台的机关事业单位养老保险政策，安徽省人民政府办公厅于 2004 年 10 月 8 日转发《关于我省事业单位转制为企业参加企业职工基本养老保险的试行意见》，从养老保险费的支付、核定以及养老金的支付等方面，对安徽省进行事业单位转制为企业参加企业职工养老保险作出具体规定。2013 年 12 月 6 日，安徽省出台《关于分类推进事业单位改革的实施意见》，提出要尽可能科学化地将事业单位进行分类，实行分类管理，推进和完善公益服务新格局。2016 年 1 月 11 日，安徽省公布《安徽省人民政府关于机关事业单位工作人员养老保险制度改革的实施意见》，依据安徽省的实际发展情况和人民生活水平，制定了实行改革工作的具体措施。除去国家规定的一些措施外，增加了建立机关事业单位省级调剂金，对保险金实行统一管理。

第四节 农村社会养老保险制度

一、1985～2002 年：传统农村社会养老保险制度阶段

我国农村养老保障制度主要经历了两个阶段：首先是传统型农村养老保险制度阶段，这一阶段养老保障制度发展不完全，与城镇养老保障制度差异较大；其次是新型农村养老保障制度阶段，这一阶段减少了城乡养老保险差异，基本实现了公平。1980 年之前，我国养老保障制度并未涉及

到农村地区，直到 1985 年，农村养老保障制度才正式被提出。1986 年，我国正式任命民政部进行农村养老保险制度的建立和开展工作。1986 年 12 月，民政部公布《关于探索建立农村基层社会保障制度的报告》，该文件提议要建立以农村居民为参保对象的养老保障体制。1987 年 3 月，民政部公布《关于探索建立农村基层社会保障制度的报告》，建议各地区要加快推广和健全农村养老保障制度的步伐。

随后，民政部选取了试点县城开展试点工作。1992 年，在总结了各县城试点工作经验的基础上，民政部出台了《县级农村社会养老保险基本方案》，该方案规定了参保对象，即农村居民；划定了保险的缴费方，即个人、集体和政府；规定了保险费的支付标准，即分为多档次缴费，主要有十个档次；并且提出了机制建设的基本原则，即坚持家庭养老和社会养老相互融合。但由于当时农村养老保障制度刚刚推广，各地区推广程度不同，实施效果也有所不同，各地区在实行制度的很多方面都存在差异。因此，我国于 1995 年 10 月公布《关于进一步做好农村社会养老保险工作的意见》，该文件明确了各地区开展农村养老保障制度的具体措施。为了消除不同县城的差异，规定了统一的实施措施，实行统一管理。

1998 年 3 月，出台《国务院机构改革方案》，将农村养老保障制度的管理部门由民政部转为劳动与社会保障部，进行全国统一管理。1999 年 7 月，国务院公布《国务院批转整顿保险业工作小组保险业整顿与改革方案的通知》，表明我国各地区农村发展水平和农民生活水平存在差别，不可能广泛实施一样的养老保险制度，因而，建议我国各地区全面中断农村养老保险的改革与健全工作。据统计，由于该项制度的出台，导致了参保单位和参保对象骤减，从 1999 年到 2000 年，乡镇参保单位减少了 2000 个，参保人数减少了 20000 万人。

二、2003 年至今：新型农村社会养老保险制度阶段

由于之前养老保障制度的停滞不前，带来了许多问题亟待解决，因

而，我国于 2003 年决定开始探索新型农村养老保险制度，在部分发达地区选取部分乡村开展试点工作，在制度层面上取得了新的进展。此后，我国扩大了试点范围，在全国不同省市选择了八个乡村进行更深层次的试点工作。2009 年 9 月 1 日，我国公布《关于开展新型农村社会养老保险试点的指导意见》（以下简称《指导意见》），决定再次扩展试点乡村规模，在全国展开试点工作。《指导意见》还明确开展新农保的具体措施：在参保对象方面，主要是以农村居民为主；在支付标准方面，保险费主要有五个档次。之后试点范围逐步扩大，2010 年中央一号文件中再次强调了完善农村社会保障制度的重要性，要求继续推广和开展新农保的试点工作。直到 2012 年 6 月，我国基本完成新农保的全覆盖。

在安徽省方面，2003 年 9 月 2 日，安徽省劳动和社会保障厅出台《关于做好当前农村养老保险工作的通知》，提出要各地区劳动部门积极推广农村养老保险，进一步发展和健全农村养老保障制度和配套措施。2010 年 1 月 10 日，安徽省出台《关于开展新型农村社会养老保险试点工作的实施意见》，建议安徽省全面展开新农保试点工作，并提出详细举措。在保险的参保人方面，是以农村居民为首要参保人。在养老金的发放标准方面，完善待遇调整机制，根据市场发展的物价水平调整各地区养老金发放水平。

第五节　医养融合制度

一、2013～2015 年：初创阶段

当今，人口老龄化的现象越来越严重，老人越来越注重养老和医疗等

方面的制度，但现存的养老保险制度和医疗保险制度已无法满足老人的需要。在此社会现状下，2013 年 9 月 6 日，我国出台《关于加快发展养老服务业的若干意见》，指明了我国社会保障制度改革发展的新方向，即积极推广和健全医疗保障制度和养老保障制度的融合机制。提出医养融合制度存在的三种形式，即"以医融养"形式、"以养融医"形式和"家庭病床"形式，三种形式需要分类推进，分类管理。随后，2013 年 9 月 28 日，我国出台《关于促进健康服务业发展的若干意见》，进一步明确建议推进医疗机构和养老机构加强合作。相较于之前颁布的条令，2015 年 11 月出台的《关于推进医疗卫生与养老服务相结合指导意见的通知》更具有针对性，主要是明确了医养融合的意义、目标、原则和任务。至此，我国医养融合制度基本建成。

二、2016 年至今：全面发展阶段

2017 年 3 月 17 日，卫计委颁布《关于印发"十三五"健康老龄化规划的通知》，提出要积极推广和健全居家老年人长期护理服务机制，鼓励和支持社会力量以多种方式参与服务机制。2017 年 5 月 23 日，我国公布《关于支持社会力量提供多层次多样化医疗服务的意见》，为了积极推广和完善医养融合制度，我国鼓励和支持社会力量参与进来，加快完善制度。同年 6 月，国务院公布《关于制定和实施老年人照顾服务项目的意见》，建议要加大推广医养融合服务，推动医疗卫生机构与养老服务协调发展。至此，我国医养结合制度全面展开。

在安徽省方面，2014 年，安徽省出台《安徽省人民政府关于加快发展养老服务业的实施意见》，建议安徽省要加快推广和健全省内医养融合服务体系，根据三种形式开展医养融合制度，即"以医融养"形式、"以养融医"形式和"家庭病床"形式。2016 年 5 月 20 日，安徽省人民政府办公厅公布《关于推进医疗卫生与养老服务相结合实施意见的通知》，指

出了安徽省推广和健全医养融合制度的详细举措：首先，要加快完善和健全安徽省医疗卫生机构和养老机构的有效融合，推进两者协调发展；其次，要大力发展中医药健康养老服务和互联网移动医疗，更贴合安徽省医疗发展方向。

第六节　本章小结

中华人民共和国成立以来，我国医疗保障制度和养老保险制度历经漫长的改革和发展，已基本形成涵盖全国人民的医疗保障制度和养老保险制度。但由于我国老龄化的加剧，传统的医疗保险和养老保险已满足不了老年人的需求，在这种情况下，医养融合制度应运而生。我国医养融合制度才刚刚起步，还没达到全民参与，仍需要不断发展和完善。在我国养老保险制度和医疗保险制度的演变过程中，留下了许多宝贵的经验和总结，为今后我国医养融合制度的改革和发展提供新方向和新思路。

首先，政府在医养融合中起主导作用。从医疗保障制度和养老保障制度的改革发展过程中可以看出，政府在其中发挥着重要的作用。在医疗保险和养老保险的发展初期，参保人缴纳的保险费完全不足以支撑所需要支出的医疗费用和养老金，主要还是依靠政府的财政补贴。当前的医养融合正处于发展初期，更加缺少不了政府的资金支持。而且，政府对养老机构和医疗机构还承担监督管理的职责，在政府的监督管理下，养老保险和医疗保险才能不断完善和发展。而医养融合制度的出台主要是为了提高公共养老服务质量，是一个巨大的工程，单凭市场这一种力量是不足以大范围地快速推广的。因此，医养融合制度的建立和发展完善必须有政府的参与和支持，政府也有责任对医养融合进行宏观的监督和管理，确保医养融合制度的顺利开展、平稳运行。

其次，需要确定分级分类管理标准。目前，我国医疗保险和养老保险经过了不断的完善和发展，已形成了分类分级的管理标准。由国家出台统一的养老保险和医疗保险政策，但各地区可以根据自身的发展情况和社会现象，制定不同的实施方法，并且实行省级管理、市级管理、县级管理等管理标准，加强了养老保险和医疗保险政策实施的有效性。目前，我国现有的医养融合养老机构存在民办和公办两种类型，要实现在社会大范围地开展医养融合制度，则需要公办养老机构和民办养老机构互相补充、互相发展。要想实现两者互相补充、互相发展，就需要对不同模式、不同等级的养老机构进行分级管理。而且目前我国医养融合制度主要存在三种形式，即"以医融养"形式、"以养融医"形式和"家庭病床"形式，三种形式需要分类推进，分类管理。

最后，需要健全的法律法规予以保障。无论是医疗保险制度的发展还是养老保险制度的发展，都需要法律法规予以保障，保障其顺利开展和实施。没有法律法规的支撑，养老保险和医疗保险制度的顺利推广可能会遇到阻碍；没有法律法规保障医疗保险制度的开展和实施，可能会出现乱收费、以药养医的现象；没有法律法规保障养老保险制度的开展和实施，可能会出现养老金发放不公平的现象。由于当前医养融合市场并未开发完全，管理体系并不完善，此时更需要法律法规来规范市场行为，为医养融合制度顺利推进提供保障。

第四章　医养融合保障机制
构建的理论基础

第一节　福利多元主义理论

一、主要内容

　　福利多元主义的提出与当时欧洲复杂的社会现状是分不开的。它的出现是对传统福利思想的改进，现已成为福利政策决断的核心指导依据。沃尔芬登（Wolfenden，1978）在一份报告中谈及的内容首次触碰到理论的内涵。1984 年在欧洲开展的一次工作培训会议上有多种社会组织加入，表明人们对混合福利抱有信心。此后对于福利多元主义概念的规范界定经历了众多学者多年的探讨，杰出性代表人物有哈奇（Hatch）、莫克罗夫特（Morecroft）、罗斯（Rose）、伊瓦斯（Evers）、欧尔森（Olsson）、约翰逊（Johnson）等。哈奇与莫克罗夫首次提出在社会照顾与健康照顾方面由政府和其他三个部门分担，这意味着政府的职能被削弱。基于当时所处的社会背景，罗斯率先给出比较明确的定义。罗斯根据福利源自国家、市场、家庭三方进行划分，三方福利构建成社会总体福利，也称"福利三角"。

第四章　医养融合保障机制构建的理论基础

在罗斯三分法的根基上，伊瓦斯将福利三角分别设定在政治、经济、文化情景内，并指出在特定环境下各自具备的特点。市场福利反映了人们从工作中获取正式的社会福利，这种福利的获取带有自由的性质，人们可自行选择是否参加工作以获取。家庭福利来自家庭内部，他反映出亲属之间相亲相爱的和谐氛围。国家福利的性质是公共的，面向广大人群，且在人们获取工作福利和家庭福利失败时他的福利作用尤为突出。在这种背景下，三方提供的福利优势互补，在某一方提供福利失败时降低总体福利损失。伊瓦斯对福利三分法作出升华，为后续学者拓展研究作出铺垫。如欧尔森摒弃福利来自国家与市场两者的思想，增加民间社会这一福利供给者，采用三分法分析社会福利。值得我们注意的是福利三分法注重福利三方供给者之间的均衡与稳态，即不能完全依靠某一方提高福利，每一方都是福利供给的一部分而非全部。然而这种三分法并不是所有人都认可，包括伊瓦斯本人后续也对之前的研究作出改善。他在原本福利供给者中重新加入民间社会，认为民间社会与其他三方的联系意义重大并具有协调社会各方福利的作用。约翰逊（1987）也增添志愿组织作为福利供给者，志愿组织代表了一类新颖的供给方式，他的出现丰富了福利来源。

福利多元主义经历了三方供给主体到四方供给主体的变化，但是两种方法并不是绝对分开的。两种方法都是福利供给的方式，均强调福利供给多渠道化，各供给方借助自身优势提供福利相互补充调整以期更好地服务社会。福利二方到三方、四方的发展，如果理解成仅是福利供给方的增多，则不能对福利供给的复杂问题深入学习。而是应该拓展认知面，从供给、融资、决策、规制理解供给主体的丰富类型。从仅分析福利供给到供给、融资双向视角分析福利，清晰地给出福利从国家到享用者之间的传输路径。平克（Pinker）、吉尔伯特（Gilbert）和特瑞尔（Terrel）认为福利的供给和融资可以分开，两者并非受限于同一个部门。在福利规制和决策问题上还没有形成统一的意见，然而融资与规制显然都可以清晰界定福利服务传输方法。

伴随该理论的完善，各国学者以该理论作为指导框架解决了许多与福利相关的社会问题，例如分析女性福利状况、检测一国福利安排是否合理等。我国学者将福利多元主义理论应用到养老服务之上，对于我国医养融合事业发展起指导作用。在医养融合方面从供给、融资和规制三方平衡各部门对养老作出的贡献。医养融合涉及的各部门应该相互协调合作，准确定位自己在这种新型养老服务中职能。这种新型养老方式需要国家给予保障措施同时发挥市场优势弥补国家政策在实践中的疏漏，以期为老人提供更加全面的服务。此外，随着社区公共服务的完善，可以为老人带来更为便捷的照料。但无论如何，家庭始终是提供安心照料的适宜场地。

二、简要评价

福利多元主义理论倡导的多方供给局面也面临着困境。福利多元主义被认为是减轻政府负担，充分运用多方资源使公民受益的有力工具。但是在具体的实践中往往由于人们赋予太高的期望而忽视他面临的困境。例如家庭确实可提供福利、为家人提供养老照护以及带来心理安慰等，这种福利建立在家庭血缘关系之上。然而对于离异、贫困、丁克家庭而言却难以享受到这种福利形式。志愿组织的性质决定了他们对老人的需求了解更全面，深入基层更能切身感受实际情况。由于志愿组织具有强大的公益性，存在巨大的资金鸿沟，且组织的低工资难以吸引更多的人加入其中。福利多元主义的大力发展，让我们思考政府对该理论的重视是否是由于政府忙于推卸责任将社会福利分担给社会或其他志愿组织。在老龄化问题逐步严重的事态下非正式组织提供的福利不能低于福利模式改革之前，否则新型福利模式有待考核。关于社会志愿组织，如果对志愿组织管理过于严格又会产生与其独立自主性相矛盾等问题。

福利多元主义在我国的社会环境下是可行的。实际上，在中国这种家庭观念深厚、邻里社区关系团结亲密的社会背景下，创建多种福利供给者并行的制度总体利大于弊。因此无论是医疗机构或者养老场所的改善都是一大突破，突出体现在质量和服务的提升上，养老服务创新势在必行。为完善我国养老保障体系，构建福利多元主义的框架，国家须结合我国国情实际应用，适当放松对社会的监管，增加对社会的信任度，同时调整企业之间福利的差异，杜绝国企福利泛滥而民营单位福利缺失的不良现象。养老服务属于社会福利，它的来源可以出自国家、市场与社会团体。医养融合作为新型养老举措，它的提供同样需要多主体配合参与完成。医养融合机制构建的准则，融资以及具体养老服务产品的生产须各部门协调才能完成。

福利多元主义的形成实现了对原有稀缺资源的合理配置。医疗资源与养老资源在我国本就匮乏，二者作为社会福利，若能得到有效配置才能更好地发挥其作用。我国受该理论的启发构建医养融合新型养老制度，他要求各相关机构要建立和谐的网络结构。若想推进医养融合更好地进展，首先要把政府的位置摆正，再与市场、社会、家庭合作。政府既是新机制构建的参与者，也赋有管理者的权利。政府参与是主体，同时需调控各组织之间的关系，为养老服务构建平衡的组织机制。各主体形似分离但是有一个移动的边界线一直牵引着各方，是一个动态平衡的过程。平衡的结果是医养融合制度的完善，利于和谐供给局面的生成。

福利供给涉及的各单位责任厘定与角色定位分析。在我国现有国情制度下，市场经济的大力发展使得我国以国家为主导的养老服务局面得以改变。关于养老服务国家要把控宏观局面，制定法律政策，进行统筹规划以及资金支持等。市场提供的丰富服务类型赋予老人足够大的选择空间。他们可以根据自己的需要从中选择适合的服务类型。现在市场除给予老人基本生活料理外，更有精神照料、医养融合等新型服务方式的供给。随着我国和谐社会的推进，社会所给予的养老服务得到人们的认可。无论是提供的养老服务，或者是社会爱心捐赠的资金支持，还是志愿组织的参与都是养老的福音。社区对于医养融合机制而言是一种极其重要的资源供给方。

社区借助周边资源提供养老、娱乐、医疗全流程衔接服务，当下许多老人偏好此类服务。社区还可以借助外界营利机构为老人提供优质医疗服务，为老人定期体检，保持老人身心健康。因此社区理应得到国家政策和资金的援助，国家同时要把控自己作为监管者的角色。

第二节　嵌入性理论

一、主要内容

嵌入性理论由初次提出到发展成熟倾入了众多学者的心血，现已得到广泛的应用。波兰尼（Polanyi，1957）作为此观念的发起者，他认为个体经济活动与社会紧密联系。事物的普遍联系决定着嵌入性的理所应当。人们日常进行的经济活动受到在内在因素与外在因素的影响。非经济因素，如文化、政治制度，对经济体系的构建和功能的发挥作用巨大。波兰尼（1957）重点研究经济活动与社会两者之间的相互作用，然而当时并没有引起广泛关注。格兰诺维特（Grannovetter，1985）为经济社会研究提供新的思考方向，可视为里程碑式的人物。

格兰诺维特（1985）针对人们对于社会的关注程度进行分析，过弱或过强的社会化均是不正确的想法。前者重视个人的思想而忽视社会因素，后者过分强调社会的文化、体制而不把个人因素考虑在内。这两种极端的思想都是行不通的，因为政治、文化会制约个体作出决定，同时我们处在社会网络的大环境下又难免受到周围人们的影响。即人们在作出经济决策时有自己的思想意识同时也嵌入在社会关系中。他强调经济活动与社会之间存在强烈的嵌入性，两者存在多种联系。行为人在彼此信任的基础上进行交易会使双方受益，信任同时也是市场经济有序运行的条件。当经济秩序打破时，经济与社会的嵌入形成的社会网络嵌入可以产生信任、恢复稳定性。换言之，社会网络嵌入性可以产生信任，但不能消除其他欺诈行为的存在。他是对波兰尼"嵌入性"思想的进一步补充，使嵌入性的内涵更加深入，经济与社会的联系更加复杂多样。

格兰诺维特的重要贡献在于根据理论给出两种经久不衰的思维框架。第一种，关系型嵌入以互惠交易各方之间的关系作为研究基础。这种关系用强、弱、无三种方式表示，并以类似于衡量人与人之间感情的标准测度此种关系的强弱，依托于这种关系构建交易者之间信任的桥梁，进行信息交流、资源共享使彼此受益。较强的关系的嵌入者更易建立信任，于企业而言可以获得长期合作伙伴，对于个人可以收获情感等长期收益。但是强关系嵌入也会出现负面效应，例如企业内小团体自行一体而与企业目标背道而驰，甚至作出危害企业的行为。强关系代表关系交叉重叠，但是宏观角度来看没有弱关系涉及面宽广、信息多样。弱关系涉及范围宽广的特征是信息传播深远的有力支柱。甲乙丙三方，甲乙是强关系，乙丙也是强关系，甲丙是弱关系，但是通过乙的联系使得甲丙两方联系在一起。甲丙的连接说明弱关系对于消息的传递起着中介作用。对于关系型社会而言弱关系可以有效促进信息流通。第二种，结构性嵌入倡导的思想围绕网络交织的思维展开。组织或企业只要置身于整个网络体系内，所对应的网络结构、网络密度、整体稳定性直接影响其绩效。结构性嵌入是指参与者利自身资源再结合自己在网络结构中的位置，整合外界资源导入组织内部成为自身资源的一种嵌入行为。

关系嵌入和结构嵌入是现实存在的主体间交织联系构成的嵌入形式，是一种网络联系，这两种嵌入可以看作实体嵌入类型。反之，与实体组织间的联系对应，实体与文化、认知等因素也有嵌入联系，称为实与虚的关联。迪马吉奥（Dimaggio，1990）从实虚联系的角度出发对嵌入性重新分类。第一类和格兰诺维特的观点一致，后三类则是从三个社会角度分别考察。其中，认知嵌入表示人们在经济活动中受到自我思想与群体思维的制约；文化嵌入表示个人经济行为与个人的文化习俗、价值观念相关联；政治嵌入表示个人所处政治背景会影响其经济行为，并且这种嵌入性的影响较为显著。

哈格多恩（Hagedoorn，2006）将嵌入性划分为三个层次，位于不同层次的嵌入性具有不同的嵌入特征，这些特征影响组织间合作关系的建立。企业与各方的联系从广义到狭义可以划分以下三类。环境嵌入性是指企业所处的国家特点以及国与国之间的关系、企业所属的产业结构特征对其经济活动的影响。国别之间的关系对于国际合作作用较大，而产业特点决定企业投资应该选择的对象。组织间嵌入性是指企业多年经营过程中与其他企业间关系的累积对其经济行为的影响。企业根据所掌握的组织网络关系进行经济决策，与信用度高的对象合作，降低合作失败的风险。双边嵌入性是指合作企业会受到双方以往关系的作用，企业借鉴过去的合作经验自行选择是否继续进行合作。

二、简要评价

嵌入性理论指出事物相互联系的性质是人与人之间联系成网络存在。我们身处于社会环境中，并非独立的个体存在，行为决策不可避免受到社会环境的影响，且这种影响及其重要性甚至超越个人主体思维。嵌入性理论形成的多种分析框架既有区别又相互联系。结构嵌入和关系嵌入都是采取普遍联系的角度，两者含义略有差异。环境嵌入性包含政治、文化因素在内，因此与政治嵌入、文化嵌入形成重叠。嵌入性理论发展至今为许多学科的研究提供了新的视角，奠定了扎实的理论框架。对社会学、教育学等方面的学科深究是不可缺少的实用工具。基于嵌入性理论联系的复杂性，抽象化的嵌入关系仍需学者们继续分析探讨。

嵌入性理论为我国社会工作的研究带来新的启发。第一点，我国社会工作是具有现实意义的，多方力量共同参与其中帮助人们打造美好生活。

第二点，社会嵌入的复杂性可以得出影响研究的因素是多方面的，所以急需施行针对各类因素的应对策略，构成解决多种问题的网络构型。借助网络嵌入的整体性能，把管理者的职能发挥到位。第三点，嵌入理论的社会因素启示我们在工作中要着眼于我国实际国情现状解决问题。第四点，解决问题要富有创新性，转变看问题的视角，在问题中发现突破点。目前我国社会问题的处理也处处呈现出嵌入性的特征，社会联系的性质启发结合嵌入性理论，给出解决社会问题新的分析指导理论。

嵌入性理论的应用对我国医养融合工作开展给出理论指导。医养融合作为为老人服务的新型模式也是社会工作的一部分。把这种新型服务工作做好可以采取嵌入式分析方法找出问题的实质。从结构性嵌入的角度，强调嵌入的整体性和稳定性。而医养融合需要医疗机构、养老机构、各社保组织、社会等多方共同作用，这几类机构嵌入在一起没有良好整合发挥网络性能就会导致这种新型养老服务机制失衡。在思想上存在分歧、文化观念存在差异性也不能良好的嵌入。此外，我国人民的信任普遍建立在熟人或者血缘关系之上，这会造成强关系的多重重叠，而由于弱关系的缺失，就不能发挥弱关系的广泛传送信息的优点。因此如果人民缺乏这种信任就会对医养融合工作的开展形成阻碍，不能更好地服务广大老人群体。

培养专业人才才能嵌入工作中提供更为优质的服务。因此对于医疗照护人员需要提高他们的专业素养，确保老人可以得到专业的照顾。持证上岗的工作要求更是体现专业化的工作安排。资格证考验了人们对知识的掌握程度、业务的娴熟度，具备证书的人群更易产生职业信仰，全心全意对待工作，不会轻易懈怠工作，而是嵌入工作之中提供服务。工作的开展嵌入在所处的环境内，营造优良的文化环境促使机构人员提高文化素质是必需的工作安排。为医养融合服务的各类工作人员具备良好文化素养是整体队伍水平的体现。这种环境，也有益于老人的身心健康。制度是工作开展的标尺，依托于这个标尺才能使得嵌入工作更加合理规范。

基于嵌入性理论的医养融合嵌入方式可做如下讨论。医养融合可以看成医疗与养老的嵌入，这种嵌入关系的成立更便于彼此交流，共同服务老人群体。社区医疗组织嵌入居家养老中去，医患关系本身建立在熟悉的彼此之间，双方都易于开展工作。居家养老形式导致老人与外界联系不够密切，这种方式不利于利用社会资源。而完全依靠机构养老的方式是强社会化的体现，会使老人减少与家人互动的频率，易造成亲情的缺失。社区医疗与家庭联合照顾老人是一种适度嵌入的举措，也是医养融合的一种形式。嵌入式养老，可以帮助老人享受到多方资源，共同服务老人群体，它作为一种新型的养老模式，也可视作医养融合的一种方式。

嵌入性理论指出联系的性质即由社会网络关系所形成。嵌入性理论强调人们的社会性，即使在年老之后仍需进行社会活动，借助自身所处的社会关系获取所需信息作出相应经济决策。医养融合机制的构建要重视老人的社会性。考虑到老人在退休之后社会地位和生活习性的改变，建立方便老人进行养老的服务模式。老年人同样生活在社会环境之中，行为就会嵌入在社会网络之中。根据嵌入理论对养老服务创新，整合多方资源为养老事业奉献。例如在结构性嵌入理论的引导下，在大型医院内部开设养老服务部门，或者在条件较好的养老机构内部成立专门的医疗部门。这两种举措都是在理论的指引下进行医养融合的方式。

第三节　公共产品理论

一、主要内容

关于公共产品问题的探讨可以从霍布斯（Hobbes）学者提出的问题谈起。他认为在个人需求某类产品但无力承担此类产品时，应由国家来满足产品的供给。戴维·休谟（David Hume，1740）提出"搭便车"问题，论述人存在私己性，需要国家参与协调。同时他提出"草地排水"的事例：相邻两人会很快达成协议排水，否则二人均会失去草地。但是令千人一起解决排水问题却难以使他们付出同样的努力，因为大家都希望别人付出劳动，自己享受成果。以此事例来说明人的利己思想且各利己者又有相同需求，及政府参与供给的必要性。虽然他没有详细描述公共产品的具体内涵，然而他的思想已经触及了公共产品的核心问题。之后，亚当·斯密（Adam Smith，1776）给政府职能作出定义，即国家保护子民安全，维护社会正常秩序、公共设施等。从政府作为"守夜人"这一角色出发给出政府对公共产品的供给类型。他从政府职能角度出发分析公共产品，这也是他与休谟的研究差异。两人相同之处在于都承认政府只给予最低额度的供给。然而以亚当·斯密为代表的古典经济学家并没有对政府为何采取这种做法作出经济学的解释。

奥意学者使得公共产品理论初步成形，归功于当时边际分析方法的运用。边际学者对古典经济学的研究方法做出修订，使用边际效用概念及边际分析方法。伴随研究方法的改进，对理论的研究从劳动价值论转为效用价值论。自此对公共产品理论的探讨开始进入定量阶段。学者魏克塞尔和林达尔（Wicksell and Lindahl，1919）使公共品研究取得卓越进步。二人将公民所交税额与所得到的公共产品挂钩得出著名的"维—林模型"。缴纳税可以看作为自己得到的公共产品支付的金额。后来该模型在林达尔的使用下得以拓展延伸。因此，这种均衡又被称为林达尔均衡，支付的价格又叫作林达尔价格。公共产品理论发展到此阶段已进入定量研究阶段，学者们也已经开始学习使用经济学手段分析政府行为。众多学者中保罗·萨缪尔森（Paul Samuelson，1969）的解释一直沿用至今。为使定义更加明确，他对公共品私人品进行了更为详细的界定。之后他又发现社会存在非纯公共产品，也就意味着此前关于公共产品的定义是指纯公共产品。定义经过数次调整，但是他对公共产品非竞争性的特征一直是肯定的。历史上著名的萨缪尔森条件由于个人利己的想法不能真实给出对公共产品的需求，使得条件不易实现。

马斯格雷夫（Musgrave）是公共经济学的领头学者，他对公共产品理论非排他性给予了明确的解释。他解释为公共产品一旦提供，某人对产品享有的同时减少他人享用的可能性是不存在的。即全体成员可以共同消费，而不需要付费。自此他在萨缪尔森非竞争性的条件下加入非排他性，从而完善了公共产品的两大特点。在公共产品提供的问题上也加入了政治因素进行讨论，在收入分配的前提下，以公民投票方式决定产品的供给。布坎南（Buchanan）提出了公共产品的非纯粹性，在公共产品和私人产品之间存在俱乐部产品。这类产品也可以称为准公共产品，具有公共产品的两种特征之一即可。事实上准公共产品的类别更为广泛，更贴近现实。这是布坎南对原始概念作出拓展，为公共产品分类提出的新说法。到布坎南阶段公共产品理论就已发展成型。布坎南之后学者们对准公共产品的研究甚多，开始质疑政府对公共产品提供的效率。

公共产品理论从提出是基于政治学角度，到之后学者从经济学角度分析，发展到现在又与政治学结合一起。研究方法也多运用数学模型，便于给出更加清晰明了的解释。公共产品是指既不具有排他性也不具有竞争性的产品，这可以在线段中加以反应。假设存在一条直线，最左边是私人产品，最右边是公共产品。直线从右向左竞争性和排他性都在深化，而位于中点到两端的线段又可称为准公共产品。准公共产品价格也处于两者之间，价格可以按固定标准对使用者统一收费或者是变动的。该类产品具备非竞争性，又有排他性特征。例如在自来水的使用上，个人用水不会减少他人享用这项资源，然而只有付费者才可以使用。这类产品接近私人产品，所以处于直线中点靠左的线段，又称为"俱乐部产品"。有类产品具备竞争性，鉴于成本问题不易实现排他性。例如公园的使用，所有人都有资格享受公园环境进行休闲活动，然而公园所能容纳的人数是有限的，当增加一个人进入时就会减少他人进入。这类产品接近公共产品，所以处于直线中点靠右的线段，又被称为"拥挤型公共产品"。

二、简要评价

公共产品理论经过众多学者的研究逐步发展成熟。从人们的利己思想出发得出启示：由国家担负公共产品供给责任可以显著增加产品供给效率。随着研究的进展，政府作为唯一供给方的说法已被否定，研究方法也已步入量化研究之轨。萨缪尔森时代是以技术得出公共产品的两大特征，然而现代科技的高速发展，排他性和竞争性都可以实现，关于公共产品的定义还需学者重新思考。政府作为唯一供给方产生的失灵问题引发市场对公共产品的供给，这是供给者的一大转变。但意识到公共产品引发市场失灵之后，进而又引致其他供给方的介入。对于准公共产品供给而言同样如此，单独依靠某一方都是不理智的选择，会导致效率低下。其他供给方参与公共产品的供给，如私人组织的介入增加竞争性可以帮助提高供给效率。

公共产品供给的产品选择问题是由政治过程决定的。供给范围和产品内容需要社会各利益相关群体取得一致意见而得出。它的供给还涉及一个民主化的问题，社会民主化程度越高、科技越发达，产品就会越符合人民的需求。这为我国社会推动民主化的原因给予一定参考依据。国家对公共产品的供给也要与本国经济水平相联系。在经济发展较好时就应该建立多方供给的格局。我国以政府为供给主体的形势尚未改变。但是基于当下我国经济发展状况，在公共产品与准公共产品的供给问题上，应多鼓励私人组织和个人加入其中以保证运行效率。

根据准公共产品的定义，医养融合属于该范畴之内。医养融合养老服务具有有限的非竞争性和非排他性，具有个人和社会共同担负供给成本的特点。将医疗和养老分开来看，两类机构都具备准公共产品拥挤性的特征。老年人群易发疾病去医院就诊人数较多，然而鉴于医院资源的限制只能承受一定数量的患者，其余人不能享受医疗资源。对养老机构而言，所提供的养老床位也有一定限度，一些人享受到便利，另一些老人就不能得到床位。根据准公共产品的供给特点，医养融合服务应由政府、市场、个人共同承担。供给资源成本较为庞大，政府应该出具较大比例费用投入建设，个人作为资源的受益者付费也是理所应当。政府作为产品重要的供给者要积极进行政策引导，调整好医疗供给与养老服务之间的融合。除此之外，政府在资金的运用、监管等一系列环节都要严格把关确保资金合理使用。通过法律手段等保证市场经济良好运行，充分发挥市场作为产品供给者的作用。

西方国家在公共产品民营化过程中已经完善了各项法律法规，监管机制也较健全。我国目前公共产品并不是滞留在由谁提供的问题上，而是怎么供给和供给什么以及期间的各类监管问题如何解决。严格把控监管体制、以完善的法律制度作为支撑才能真正确保供给效率的提升，使人民真正受益。采取多方供给的措施是为了使资源实现优化配置，避免失灵现象。市场实现资源配置的过程国家不应给予过多干预。国家应把握宏观调控权力，正确监管，消除阻碍资源配置的因素。医养融合制度在构建过程中也面临法律监管体制不健全的难题。政府位居养老服务产品供给的中枢位置且属于重要的调控者。准公共产品供给过程要协调好各单位通力合作，统筹筹资、提高监管质量、完善立法。在公办医养融合机构国家要加大资金投入并与法律制度配合使养老服务更加有效。对于民办型机构要给予优惠补贴，保证运营资金充足，进而鼓励更多机构加入其中。政府与私人组织共同提供产品，提高供给效率。

第四节　需求理论

一、主要内容

"需求"是指人内心的一种精神缺失。在满足之前，内心会作出反应，激发潜能去填补这种精神缺失，即需求得以满足。理论是由马斯洛（1943）提出所以又被称为马斯洛需求理论。马斯洛认为人在一生中成长的过程，是以自身需求为动力而推动的。需求可以划分为多个层次，不同层次需求的实现程度，反映了自身的生活状况。不同层次的需求受到人们岁数、工作类型、教育年限等因素的影响。人们可以同时具备多种需求层次，即各需求层次具有交叉重叠性。不同层次需求具备多种特点也会受到各种因素的作用，影响因子相互交织。

生理需求是由人的生命活动衍生出来的需求。吃饭、穿衣、交通、居住等活动都涵盖在内，是我们人类生存必须进行的活动。马克思曾说历史得以发展是在人的推动下进行，而人要生存必须首先满足自己的生理需求。这足以凸显生理需求对人类的重要性。人类在幼年时期和老龄期对生理需求最为强烈。整个生命周期中幼年期间生理需求虽是最低层次需求但却是必需的。幼年期处于人的成长阶段，德智体还没有完全成熟，对于生理需求最为重要。老龄期生命已进入退化阶段，生理需求的渴望最为迫切。老龄期机体功能衰退，吃饭、穿衣、行走都较为困难，在此阶段生理需求是重中之重。对于生活在底层的人群，低收入仅能用于维持温饱问题就已足够。因此对老龄人、生活贫困人员而言满足生理需求是首要的。

安全需求是其他各项需求得以实现的保护伞。它涵盖范围较为广泛，大体包括食品卫生安全、人身财产安全、医疗卫生安全、稳定的工作等。人们安全需求得不到解决会导致社会动荡不安，人心不稳。目前出现许多食品安全问题，诸如假鸡蛋、地沟油事件，引发人们对食品安全的担忧，对社会的不信任。医疗机构药品安全得不到保障，后果更为严重，甚至威胁到生命。拥有稳定的工作对个人或者家庭而言都是收入的保证形式，带来一种安全感，消除后顾之忧。对于当前我国国情安全问题存在的诸多漏洞应该一一予以解决，为建设小康型社会打下扎实根基。安全需求无论基于何种年龄段或者性别，都是人们所追求的。

我们人类与社会的紧密联系决定人们彼此之间必然存在各种互动情

形，往往都具有渴望得到他人肯定的心理，渴望融入集体，与他人友好相处。社交在自身得以实现的基础上为其他高层次需求的实现打下扎实根基。社交需求得以实现也表明个人具有良好的社交能力，思想道德素质优良。因为这种需求并不是靠金钱可以实现的，而是人综合素质的反映。无论人们处于何种年龄段，都会有这种需求，否则会产生心里空虚与社会孤立的情感。老人同样也不例外，他们渴望与社会接触，而不是被社会所抛弃。尤其在老人退休之后与社会接触较少，久之反而不利于他们与外界交流思想，加重与社会的脱轨程度。适当的社交有助于增添生活乐趣，促进身心健康。刚刚步入成人阶段的年轻人对于社交需求最为强烈。在自身情感方面渴望寻求伴侣或者事业起步期工作所需，都需通过社交活动予以满足。

较高层次的需求实现比较困难，但是人们在未实现的情况下会有征服的野心努力达到。人是有自尊心的生物，希望得到他人的尊重。人们在得到他人尊重之后，会产生积极的情绪，这体现为他人给予的认可。这种情感的满足有助于工作生活，保持积极的心态面对种种难题。不同群体之间，生活在不同社会阶层的人们之间彼此尊重，对于整个社会而言是福音，有助于社会和谐。青春期的孩子开始初步具备自我意识，自尊心较为敏感，内心最为期望他人给予尊重。从工作类型来看，处于高职位的从业人员相比普通工作者有较高尊重需求。这类人群需要得到尊重以显示自己的工作能力和地位，同时尊重也是对他们工作的认可。

自我实现需求是最高层次的需求，人们在低层次需求满足之后就会向高层次迈入。它意味着生命价值的实现，是智慧与能力的象征。古人云，天生我材必有用，因此自我实现的需求从古至今都一直存在。个人实现过程若出现阻碍，可能会引发心理扭曲，做出对社会不利的行为。因此自我实现要与个人能力相结合，与社会发展相匹配。自我实现需求需以正确的方式引导，促进个人能力充分发挥，奉献社会服务人民。一般而言人们认为受教育程度越高更易达到自我实现需求层次。因此教育程度可以视作成功的充分而非必要因素。

二、简要评价

实际生活中我们并非依照严格的需求次序充实自我。首先，五种需求层次在人们内心深处都有向往，但受到个体生活特点、所处环境约束并不能一一实现。其次，马斯洛本人也承认人们的需求层次可以颠倒出现。该理论前提提到"一般情况下"，意指对大多数人而言，当然也不排除个别案例。马斯洛需求理论在不同的地域和时代背景下的作用并不总是相同的。他提出人的需求可以从低到高进行划分，处于不同级别的需求水平与一国经济实力、国民素质等因素密切关联。所以在不同的国情制度下，需求理论的实现是有差异的。基于当下我国老龄化事态的日趋严峻，研究老人群体需求对于事态的缓解具有较大的实际意义。

老人在高低需求上展示出他们的反应情况。生理与安全方面的追求是生命的基本反应，同时也是人们最基本的生存需要。对于老年人而言，其身体机能的下降使得患病率上升，关乎身体健康的生理因素都需给予重视。老年人相对于年轻人而言头脑反应迟钝，面对紧急危险情况时易发生意外事故，他们对安全的需求也是保证生命安全的基本需要。社交需求属于较高级的需求，尤其在老人退休之后与社会接触机会减少，久而久之反而不利于他们与外界交流思想，更易与社会脱轨，适当的社交有助于增添生活乐趣。尊重需求也属于较高级的需求，人们在年迈之后，对社会奉献了一生，拥有丰富的知识经验。因此老龄人渴望得到社会的尊重而不是把他们看作社会的负担。现代优化的养老服务应注意到老人的尊重需求，争取让老人二次就业继续发挥自身价值奉献社会。自我实现也可以理解为成功的人生追求，生命价值的彰显。有能力的老人可以凭借自身丰富的经验继续加入社会发挥余热实现自我。

解决老年人低层次需求问题是核心。保障老年人低层次需求，满足基本生存需求，这是工作重中之重。在此基础上再利用现代创新型的养老服务方式来满足他们更高层次的需求，方便老人更好地进行养老。在养老问题上，解决老人需求是最为实际的问题。医养融合养老模式可以较好地解决老人低层次需求。医疗服务与养老服务融合一起，既能保证老人在生理需求方面得到满足，一旦发生事故，便捷的医疗服务还可以及时给予诊治。舒适的养老环境带给老人愉悦的心情有助于养老。在安全有保障的基础上，老人才会安心地在机构结识好友进行社交活动。新型化养老模式的成立可以有效推动老人高层次需求的实现。新型养老模式即表明国家和社会对老人问题的重视、为老人问题作出的贡献，体现社会对老人的尊重。

第五节 协 同 理 论

一、主要内容

"协同学"最早出自古希腊语中，意指研究协作的学科，"协同理论"出自赫尔曼·哈肯（Hermann Haken，1977）。哈肯从对激光的物理研究中得到启示：差异性的学科之间存在相似之处。自此激发他对"协同学"的研究，与格雷厄姆（Graham）共同出版的协同学相关书籍引起巨大反响。该理论的核心围绕着各子系统之间的关系展开。无论激光还是不同社会组织类型的变化，无序到有序的转变都依照着相同的规律展开。无序时各系统是各自独立的，然而在外界环境达到一定条件时，原本看似相互独立的子系统彼此之间就会产生协同效应形成有序机制。外界条件相当于催化剂促进协同效应的形成。反之协同效应的作用使各系统之间具备结构功能。

第四章　医养融合保障机制构建的理论基础

协同理论当时在学术界的影响巨大，引起学者针对该理论产生不同的见解。但是俄国学者一致认为协同理论是一大创新，是把不同学科构成的复杂系统一块分析且具有规律性的科学。这在俄国应用甚为广泛，对跨学科的研究贡献巨大。在 20 世纪 80 年代协同理论的研究又有重大突破。协同理论又被解释为协商作出决策的过程。即两个或者两个以上组织或人员通过分享自己拥有的资源、想法来达到彼此共同的目标。协同理论在我国最早起源于 20 世纪 80 年代，最近十年的研究才取得部分进展。关于协同理论的应用，我国目前在社会学、教育行业、商业操作、企业管理、交通方面已取得相应进展。协同理论在我国发展时间较短，目前仅停留在定性研究阶段，但是该理论应用价值较高，在实际工作中可作为一种方法指导。

协同理论主要有三大思想：支配原理、绝热消去原理、自组织理论。第一种原理的主体思想是各因子对系统的作用不一，在不同的时间点上对系统的影响也是不同的。在系统接近质变的点上，少数因子促进质变，余下多数因子并未起到大作用。多数因子变化快被称为快变量，少数的那部分因子被称为慢变量。在质变的节点上，是慢变量在发挥作用促进质变，决定系统的有序变化，慢变量又被称为序变量。在系统变化的过程中，序变量支配着各因子的协同行为，引导系统质变。第二种原理是用作寻找序变量的方法。快变量变化快，可以很快到达质变的节点上，随后不产生效应。令快变量的时间微商等于零，以便于找到序变量。这种以消除快变量寻找序变量的方法称为绝热消去原理。第三种原理即指系统实现无序到有序的转变是系统内部自组织的作用。该理论是整个协同理论的核心，序变量正是借助自组织发挥作用，自组织也可以说是由序变量和快变量协同产生平衡状态的结果。

系统中各参量的协同并不是利用简单的数学加法合在一起。协同是在人的主体意识下调整各参量的协同行为，最终使整体效用大于各参量简单加总的效用。协同理论的研究就是为了借助系统内的协同行为发挥系统整体效用。在协同机制的作用下，通过融合每个参与者的信息优势发挥整体效益。协调理论起源于物理学研究，从细微的事物出发，到整体宏观视角的研究。分析问题从微观到宏观视角的把握不仅是一种思维的转变，也是解决问题的新型方式。自组织理论在协同理论中的位置最为重要。它所提出的系统内部自组织思想指出所有问题的共性所在，同时也为研究协同效应作用机制所具有的规律特征给出重要启示。

二、简要评价

协同理论的提出对当代社会学等多门学科的研究具有较强的理论指导意义和创新性。理论的出现是源于物理学研究，哈肯将研究发现推广到其他现象中去，开启协同理论研究的先河。模型与许多社会现象非常相似，根据协同机制的原理可以借助协同理论分析问题。不同问题中涉及的各参与者根据自己拥有的资源、承担的责任互惠互利协同调解。理论从自然科学到社会研究的过渡应用也反映出事物之间的共同属性。他的普适性价值引发我们对社会学的重新构思。养老问题符合理论的应用特征将理论推及养老问题中去，这也是一种创新举措。协同理论的出现给出了分析问题的全新视角，即不同的问题存在相似的变换规律。问题本质从无序到有序的转变都有内在力量发挥作用，这也是理论中所提到的自组织思想。问题的有效转变出现阻碍，以往都是各个分枝进行独立反思，而忽略掉与其他主体之间的协同机制。若从协同理论出发对协同效应作用机制进行分析，为寻找障碍出处又提供一种新的思路。

整体内各分块协同机制的形成启发养老服务的创新。该理论指出各子系统发生协同作用是在外界条件的催化下产生。医养融合养老服务是一个范围较广的整体系统，医疗机构、国家、社区、志愿等养老组织作为子系统涵盖在内。整体系统内的不同养老组织、医疗机构作为子系统形似分离、互不相关。单独依靠医疗机构或者养老组织都不能实现医养融合服务的供给，两种服务也不会发生协同效应。然而把两者放入一个整体中去，对医养融合服务的需求促进医疗与养老产生协同效应。当各医疗、养老组织同时参与到医养融合整体中去，通过相互合作融合促进协同效应产生。反之，在协同机制的作用下有利于医疗与养老资源之间的融合。整体内子系统的协同作用思想为医养融合养老服务机制的长期稳定构建作出贡献。

协同理论给予的指导思想便于为人们对传统养老服务的不满行为给出合理解释。在养老服务供给存在障碍时，以往思维都是认定是养老组织出现问题，把问题焦点锁定在养老机构之上，诸如设施不健全、专业人员匮乏等原因。当老人身体健康出现照顾不周时，问题又会归结于医疗资源方面出现问题。协同理论指导我们思考人们对养老服务的不满，并不是仅仅来源于哪一方没有做好本职工作。若从协同理论出发，认识到养老服务作为庞大的整体，服务不周是由多方面原因导致的，机构内部人员的不协调、机构本身与政府社会组织的不配合，这些原因都会阻碍协同作用的发挥。在养老服务的大系统内养老机构没有与医疗组织良好协同，则易引发诸多不利于老人养老的问题出现，导致一系列对养老服务的不满、对社会的抱怨等。从协同机制分析人们对养老事业的不满，可以引发对医养融合新型服务机制的构建。

第六节　积极老龄化理论

一、主要内容

老龄化问题是关乎民生的大事，与我们的社会生活息息相关。早在19世纪马歇尔（Marshall）、亚当·斯密就曾对人口问题做出研究。希克斯（Hicks）在20世纪提出人口增长促进经济繁荣。传统观念对老龄化给予消极态度对待，否认老人的价值认为他们是社会的累赘。拉斯勒（Laslett）在 20 世纪末期根据生命周期理论，把人的一生划分为四个阶段。他认为到第三阶段，人的潜能就已经全部发挥进入实现人生价值的最后阶段，而第四阶段的老年期即衰退期多会对社会起负面作用。拉斯勒的观点中就体现出消极老龄化的思想色彩。20 世纪中期成功老龄化观念的出现实现了老龄问题从消极向积极态度的转变。成功老龄化的真正推广在 20 世纪末期被约翰和卡恩（John and Kahn）提出。他们把此处的成功诠释为老人保持身心健康，以与社会良好融合的状态度过晚年生活。这种观点被学者们纷纷效仿，甚至认为保持身体健康就是进入成功老龄状态。

显然成功老龄化的观念还不够完善，健康老龄化是对此观点的改进。健康老龄化的思想从制约老人健康的各种因素着手分析，不仅关注老人健康问题，把他们的生活质量也考虑在内。即身体健康并不是实现优质养老的唯一指标，对与社会的联系、生活幸福感等其他方面因素也应予以关注。然而健康老龄化的研究仍融入老人作为弱势群体的思想，没有从老人具备的价值性观念出发。罗伯特（Robert）提出的生产性老龄化观点揭示出老人的社会性质。实际上老人同样具备社会性质，可以参与社会劳动，不应该否定老人的生产性能。玛蒂尔达（Matilda）学者也认为工业化的推进，人们闲暇时间的增多，老人完全有可能重新加入劳动者的队伍中去。关于老人的社会生产性美国走在世界前列。生产性老龄化的研究重点落在如何克服阻碍老人重新融入社会的因素。他的出现使得对老人的研究侧重点从身心健康转向社会生产方面。

积极老龄化正是对前面介绍的三类老龄化概念的延伸。但是积极老龄化对老人的社会性问题进行更深入的探究，将老人的社会性延伸至更多的层面，强调重视老人的社会性质、对社会产生的价值，以平等的态度看待老龄群体。老人拥有积极的态度积极融入社会中去，挖掘自己的潜能与创造性为社会作出贡献。积极老龄化的思想需要对老人融入社会的外界环境加以整治，改变以往对老人的偏见，同时老人自身的积极态度也是关键因素。2002 年世界卫生组织（WHO）正式对积极老龄化给予全面解释，在原本存在的健康、参与两大问题上又新加入保障的维度，并提出六大测量指标对积极老龄化进行衡量，意味着积极老龄化理论框架的确立。指标是为了测度积极老龄化的健康状况、参与、保障情况而设立的，其中六大指标分别围绕老人身心健康保障与影响健康的因素、社会对养老的支持度等展开。

继世界卫生组织（WHO）对积极老龄化的解释后，相关政策也纷纷出台。积极老龄化政策的初步形成带动老龄问题的研究也进入更为广阔的研究层面。积极老龄化从针对老人转向面向各个年龄段的人群发展。国际组织也强烈号召世界各国、全体成员都应该重视老年人的发展、健康状况以及为老人营造良好的外部环境，把重点落在政策制定方面以保障对老龄化的态度，并认为发展中国家应把积极老龄化作为消除贫困目标之一。同年出台的"行动计划"文件也倡导保障老年人体面的度过晚年生活，拥有与其他社会成员相同的权利参与到社会之中。"行动计划"明确老龄工作发展方向，为相关组织开展老年工作给予行动标准与意见参考。

参考联合国给出的定义，积极老龄化涵盖"健康、参与、保障"三个方面。关于积极老龄工作的安排也是以三个条件为依据开展。健康是指在整个生命周期尽可能降低患病率，保持身心健康。良好的融入社会，也是体现健康的一个方面。需要进行照顾的人群社会也要给出援助之手提供服务。参与表现为鼓励人们参与到社会中去，相关部门给予政策支持并认可人们对社会的贡献。参与包括经济参与、社会文化参与等，帮助老人愉快地度过老年生活，延长预期生命。这样在进入老龄时代后仍不忘为社会服务，老龄人既是社会享受者也是奉献者。保障是指老人已无力保障自身生命财产安全时，国家要予以政策安排给予他们保障。这种保障需要政府、社会、家庭共同参与，使老人在晚年可以享受到有尊严的生活。目前积极老龄化涉及的三个指标的政策制定仍在不断的推进与完善之中。最终目的都是帮助老人积极参与社会、维持身心健康、得到社会尊重与保障，安心舒适地度过老年生活。

二、简要评价

积极老龄化理论是面对 21 世纪老龄化问题的新型理论指导与方针策略。积极老龄化的概念一经提出不仅联合国出台许多政策围绕其开展，各国老龄工作的安排也向积极老龄化靠拢。国际劳动组织更是帮助老龄群体实现就业，进行老年就业保障，突出解决积极老龄化最为关键的问题。新型老龄化将传统对老人自身因素的思考带入社会环境中考察。老龄化不仅是自身生命周期的表现，与社会的联系在社会中扮演的角色都相关联。因此对老龄化的研究应从自身因素延伸至与社会的互动、与他人的交往。积极老龄化给予老年学研究新的研究视角，他的理论也必将出现与之相匹配的方针策略。

积极老龄化观点在我国老龄事业中得到运用与发展，在老年人工作的开展上同意积极老龄化观点，并应用到实际问题的分析中。积极应对人口老龄化与我国老龄化现状相结合，既是与国际组织的接轨也是适应我国国情的举措。我国老年群体经济财产薄弱，加之独生子女政策遗留下来的养老问题凸显必须面对解决。因此在积极应对人口老龄化问题方面必须由国家加强宏观调控，在资金支持与机构设立方面主要由政府来担负。伴随当下社区养老的发展，社会慈善自愿组织的日趋成熟，多方力量共同参与积极老龄化构建是最好的选择。在健康、参与、保障三大支柱之外，我国又提出要与地区经济发展、和谐社会与共享理念相结合。

根据积极老龄化规定的老龄化三大指标改进当下老龄化状态。健康性质即要保障老人身体健康与心理健康。我国的人均健康寿命与最长寿命之间存在十几年的差距，这意味着在这十几年间老人身体状况并不健康，处于病床上的可能性比较大，养老服务的革新势在必行。医养融合养老机制在保障老人身心健康方面专业性强，覆盖率全面，是积极老龄化的不二之选。参考老龄化提出的参与性质，我们应注重老人的社会参与性，其中包括经济参与、政治文化参与等，鼓励老人加入其中并融入社会生活。在外部环境的引导下，消除阻碍老人积极参与的因素。例如通过老人生活的社区给予改善，在小区环境改善方面，注重卫生环境，加强绿化建设与健身设施，引导老人走出家门走向社区。通过社区打开参与社会的大门，增加与外界接触的机会。社区还可以通过组织文化活动的形式鼓励老人参加或者由老人自己筹划活动，使老人重新意识到自身的价值为积极参与社会打下基础。老龄化保障机制的构建需要全民参与，目前社会各方也积极加入其中。尊重老人、实现老人养老有保障仍须社会共同努力。

第七节　本章小结

第一，养老服务属于社会福利，它的供给需要多方供给主体共同参与。福利多元主义理论为我国养老服务的创新发展给出理论指导。多方主体共同参与福利的提供才是福利得到全面供给的有效方式。各供给方借助自身优势提供福利、相互补充调整，以期更好地服务需求主体。医养融合作为养老服务的新型机制，它的构建需要国家、社会、家庭的参与。医养融合涉及的各部门应该相互协调合作，准确定位自己在这种新型养老服务中的职能。政府作为参与主体需把握住宏观调控能力，在政策制定与法律制度完善方面需加强管理和监督。以政府为主导使资金合理使用，在多方力量的介入下实现资源有效配置。市场作为养老服务供给的重要补充方式，应发挥自身优势，为老龄群体提供更加便捷、个性化的养老服务。

第二，嵌入性理论指出事物普遍联系的性质是人们嵌入在社会之中。社会是一张复杂的网络结构，我们身处其中受网络结构的影响。因此研究社会工作就必须考虑社会嵌入性特点。嵌入性理论主要给出关系型嵌入与结构型嵌入两种分析框架，两者都是基于事物普遍联系的视角给出。其中结构型嵌入给出医养融合工作研究重要的分析框架。结构型嵌入强调网络嵌入的整体性、稳定性。而医养融合需要医疗机构、养老机构、各社保组织、社会等多方共同作用，这几类机构嵌入在一起，如果没有良好整合发挥网络性能就会导致这种新型养老服务机制失衡。因此医养融合机制构建过程要考虑医疗与养老嵌入性的总体性能，网络结构的稳定性。

第三，医养融合具备准公共产品的性质，他的供给应参考准公共产品来提供。公共产品的竞争性与排他性很难保证，目前许多产品都属于准公共产品，对其研究更具有实际价值。医养融合养老服务属于有限的非竞争性和非排他性，确切来说更贴近准公共产品的性质。因此，医养融合服务需要个人和社会共同担负供给成本。同样在供给问题上由政府单独提供是缺乏效率的。而私人组织的进入可以提高竞争性，提高供给效率。所以说医养融合需要多方力量介入共同参与构建，使有限的医疗与养老资源达到最优配置。其中需要国家把握宏观调控权力，正确监管，完善政策法律，统筹资金，消除阻碍资源配置的因素。

第四，老年人对马斯洛提出的五种需求层次呈现不同的特点。首先，对老人而言位于低层次的生理需求和安全需求最为迫切，也是实现其他高层次需求的基础。医养融合特别适合老年人低层次需求的实现，其提供的便捷养老措施与医疗工作安排可以解决老人最为紧要的问题。其次，目前我国综合国力的上升推动老年人需求向高层次迈入。老年人也不仅仅局限于低层次的需求，他们对尊重、自我实现也有需求。这同时也反映出老人的需求在改变，与发展接轨，养老服务需要创新改革。医养融合多种形式的存在也有助于老人高层次需求的实现。推动老年人向高层次需求迈入，也是帮助老人实现更有意义的晚年生活，有益于身心健康。

第五，根据协同理论的观点医养融合整体效用的发挥大于各分枝效用。医疗与养老看似分离的系统，在整体系统自组织的作用下促进协同机制产生。在医疗与养老各部门融合过程中会产生协同作用，其间老人的需求相当于序变量，促进系统质变即医养融合机制的成功实现。养老服务整体系内各子系统的协同作用为医养融合养老服务机制的长期稳定构建作出贡献。协同理论对医养融合机制的成功实现具有较强的理论指导意见。它的出现给出了分析问题的全新视角，即不同的问题存在相似的变换规律，给予的指导思想便于对养老服务的不满行为给出合理解释。医养融合新型养老服务内在协同效应发挥才能满足当下老龄人需求。

第六，参考联合国给出的定义积极老龄化涵盖"健康、参与、保障"三个方面。积极老龄化是时代发展的成果，更符合当下人们的需求。注重老人身心健康的同时，也要推动老人积极参与到社会中。参与包括社会生活的多方面内容，主要是鼓励老人拥有积极的心态加入其中。参与性质即是相信老人具备的价值，参与社会继续发挥自身价值重新与社会接轨。国家给予的就业保障、成立的养老服务机制以及社会对老人的尊重都是对老人的保障性的表现。医养融合新型养老服务机制与积极老龄化的新型养老态势相匹配，一方面在保证身心健康的同时也注意到老人的社会参与性质，另一方面形成的养老服务壁垒也是对老人养老的保障。

第五章 影响老年人医养结合机构
参与意愿的因素研究

随着我国社会老龄化的加剧对老年生活照料的基本需求变高。在这种社会现状下，医养结合养老机构应运而生。本章通过数据分析研究老年人医养结合机构参与意愿的影响因素。经过研究发现：第一，老年人劳动能力越差，则其对医养结合机构的参与意愿越强；第二，老年人医保报销比例越高，则其对医养结合机构的参与意愿越强。为了增强老年人对医养结合机构的参与意愿，应当完善"医养结合"养老医保制度、加强"医养结合"养老队伍建设、适当提高老年人的医保报销比例，促进老年人积极参与医养结合服务。

第一节 引 言

我国步入人口老龄化阶段后，养老问题日益凸显。目前，从世界范围来看，我国已成为人口老龄化发展速度最快、规模最大的国家之一。国家统计局《2016年国民经济和社会发展统计公报》显示，2016年末我国60周岁及以上的人口数为23086万人，占总人口比重的16.7%。但是我国养老机构只有2.8万个，存在养老机构床位只有680万个，远远小于我国老年人口。因此，传统的养老方式已满足不了我国老年人的养老需求。医

第五章 影响老年人医养结合机构参与意愿的因素研究

养结合的养老方式则是在医疗机构参与的基础上，分为家庭养老、社区养老以及机构养老，有效地解决了老年人养老和医疗问题，减轻了全社会负担。因此，研究老年人对医养结合机构的参与意愿，对于未来医养结合机构的发展以及老年人的养老需求有着极其重要的作用。

国内学者大多数都是对针对医养结合模式的研究。刘国玲（2015）对医养结合模式进行了实证分析，指出当前养老机构存在的一些弊端，如供给与需求严重不平衡、养老机构入住率较低，提出为解决老年人日益增长的养老需求，发展医养结合养老模式已成为必然之势。沈婉婉、鲍勇（2015）研究了上海市的医养结合模式。通过问卷调查的数据分析可知，上海市60.6%的老年人都倾向于在养老机构中设置医疗机构。由此可见，医养结合模式不仅是国家发展所趋，更是老年人自身的养老需求所趋。倪语初、长青、陈娜（2016）研究老龄化背景下我国医养结合机构养老模式，认为医养结合模式的发展趋势是通过互联网、大数据的先进互联网技术（IT技术）解决医疗养老问题，提供移动医疗养老服务。穆光宗（2012）认为当前我国养老机构存在很多问题，例如供给能力不足但资源闲置现象严重，盈利困难甚至出现严重负债而阻碍运营，医养分离、医护分离等。

通过对以上文献的综述和分析，笔者认为当前的研究仍存在一些不足之处：第一，研究对象不够全面，当前的研究对象主要都是60周岁以上的老人，但是每个人都会变老，每个人都会有老年生活的需求，研究范围不应该仅仅局限于老人，应当将中年人也纳入调查范围。第二，对医养结合的研究主要还是在于模式的选择方面，对于该模式是否满足老年人的基本需要以及老年人是否愿意参与医养结合机构并未涉及。因此，本章主要是研究老年人医养结合机构的参与意愿，并拟检验以下两个假设：

假设5-1：老年人劳动能力越差，则参与医养结合机构的意愿越强。

假设5-2：老年人医保报销比例越高，则参与医养结合机构的意愿越强。

第二节 数据来源及描述性统计结果

本章数据来源于课题组在安徽省的实地调查。根据国家统计局《2016年中国统计年鉴》显示，安徽省2015年人口数达6144万人，是2016年全国总人口数的4.5%。并且近几年安徽省老龄化程度加快。因此，选择安徽省作为调查地是具有代表性的。此次调查在安徽省16个地区采用抽样调查的方式，调查对象为45岁以上的成年人。共发放了340份问卷，最终收回问卷340份，经过后期数据清理，共得到有效问卷322份。

如表5-1所示，选取的因变量为老年人医养结合机构的参与意愿，想要参与医养结合的人数占总调查人数的56.55%。选取的自变量含有以下几个方面：第一，在个人特征方面，受访的人群中，男性占比46.18%，女性比例为53.82%，平均受教育水平为初中学历。从收入水平来看，受访者的收入在1000元以下的比较多，占比为25.15%。在健康状况方面，多数人不具有生活自理困难，多数人在劳动方面有轻度困难，并且大概有28.78%的受访者患有慢性疾病。第二，在工作特征方面，有大概48.21%的受访者仍在继续工作。第三，在家庭特征方面，受访者多数是与他人居住，单独居住的很少；受访者子女数量平均为3人；有77.64%的受访者的居住地距离医疗机构3000米以上；多数受访者的就医并不困难。第四，在政策特征方面，有51.67%的受访者参加城乡居民基本养老保险，同时，也有19.76%的受访者参加城镇职工基本养老保险，但仍有28.57%的受访者没有参加任何基本养老保险；有39.51%的受访者参加新农合，也有22.53%的受访者参加城镇职工基本医疗保险，但仍有34.95%的受访者未参加医疗保险；在医保报销比例方面，报销在46%以上的较多，比例为24.47%，但也有21.15%的受访者没有报销。

第五章　影响老年人医养结合机构参与意愿的因素研究

表 5-1 　　　　　　　**本章主要变量的定义及描述性统计结果**

<table>
<tr><th colspan="3">变量名</th><th>定义</th><th>均值</th><th>标准差</th><th>最小值</th><th>最大值</th></tr>
<tr><td>因变量</td><td colspan="2">是否愿意参与医养结合机构</td><td>是为1，否为0</td><td>0.5655</td><td>0.4964</td><td>0</td><td>1</td></tr>
<tr><td rowspan="20">自变量</td><td colspan="2">性别</td><td>男性为1，女性为0</td><td>0.4618</td><td>0.4993</td><td>0</td><td>1</td></tr>
<tr><td colspan="2">年龄</td><td>45～50岁为1，51～65岁为2，66～70岁为3，71～75岁为4，76～80岁为5，80岁以上为6</td><td>2.2176</td><td>1.5815</td><td>1</td><td>6</td></tr>
<tr><td colspan="2">教育程度</td><td>小学及以下为1，初中为2，高中/中专为3，大专为4，本科为5，硕士及以上为6</td><td>2.3658</td><td>1.4002</td><td>1</td><td>6</td></tr>
<tr><td rowspan="5">收入</td><td>低收入组</td><td>1000元以下为1，否为0</td><td>0.2515</td><td>0.4345</td><td>0</td><td>1</td></tr>
<tr><td>中等偏低收入组</td><td>1001～2000元为1，否为0</td><td>0.2305</td><td>0.4218</td><td>0</td><td>1</td></tr>
<tr><td>中等收入组</td><td>2001～3000元为1，否为0</td><td>0.1766</td><td>0.3819</td><td>0</td><td>1</td></tr>
<tr><td>中等偏高收入组</td><td>3001～5000元为1，否为0</td><td>0.2186</td><td>0.4139</td><td>0</td><td>1</td></tr>
<tr><td>高收入组</td><td>5001元以上为1，否为0</td><td>0.1228</td><td>0.3286</td><td>0</td><td>1</td></tr>
<tr><td colspan="2">生活自理能力</td><td>无法做到为1，非常困难为2
比较困难为3，轻度困难为4
没有困难为5</td><td>4.7663</td><td>0.6945</td><td>1</td><td>5</td></tr>
<tr><td rowspan="3">从事劳动能力</td><td>没有困难</td><td>是为1，否为0</td><td>0.4688</td><td>0.4998</td><td>0</td><td>1</td></tr>
<tr><td>轻度困难</td><td>是为1，否为0</td><td>0.1840</td><td>0.3880</td><td>0</td><td>1</td></tr>
<tr><td>比较困难</td><td>是为1，否为0</td><td>0.3472</td><td>0.4768</td><td>0</td><td>1</td></tr>
<tr><td colspan="2">工作</td><td>是为1，否为0</td><td>0.4821</td><td>0.5004</td><td>0</td><td>1</td></tr>
<tr><td colspan="2">居住方式</td><td>独自居住为1，与他人居住为2
其他方式为3</td><td>1.9643</td><td>0.4287</td><td>1</td><td>3</td></tr>
<tr><td colspan="2">子女数量</td><td>无子女为0，1人为1，2人为2，3人为3，4人为4，5人为5，6人为6，7人及以上为7</td><td>3.3422</td><td>1.4800</td><td>1</td><td>8</td></tr>
<tr><td colspan="2">距离医疗机构的远近</td><td>3000米以下为1
3000米以上为0</td><td>0.7764</td><td>0.4173</td><td>0</td><td>1</td></tr>
</table>

	变量名		定义	均值	标准差	最小值	最大值
自变量	基本养老保险	没有基本养老保险	无为1，否为0	0.2857	0.4524	0	1
		城乡居民基本养老保险	有为1，无为0	0.5167	0.5005	0	1
		城镇职工基本养老保险	有为1，无为0	0.1976	0.3988	0	1
	基本医疗保险	没有基本医疗保险	无为1，否为0	0.3495	0.4776	0	1
		新农合	有为1，无为0	0.3951	0.4896	0	1
		城镇职工基本医疗保险	有为1，无为0	0.2553	0.4367	0	1
	就医困难程度		困难为1，不困难为0	0.2246	0.4179	0	1
	医保报销比例	没有报销	是为1，否为0	0.2115	0.4090	0	1
		报销1%～15%	是为1，否为0	0.1813	0.3858	0	1
		报销16%～30%	是为1，否为0	0.2417	0.4288	0	1
		报销31%～45%	是为1，否为0	0.1178	0.3229	0	1
		报销46%以上	是为1，否为0	0.2447	0.4306	0	1

第三节　理论模型和计量方法

本章的研究目的在于探讨老年人选择"医养融合"机构参与意愿的影响因素。本章在参考相关文献的基础上，结合分析影响机构养老意愿的因素，将影响老人参与"医养融合"机构的因素分为四个方面，分别是个人特征方面、工作特征方面、家庭特征方面以及政策特征方面。其中，个人特征方面主要包括性别、年龄、教育水平、健康状况等，工作特征方面主要包括是否工作、收入等，家庭特征方面主要包括居住方式、子女数量、距离医疗机构远近等，政策特征主要包括医保报销比例、是否参与医疗保险和养老保险等。在此基础上，本章构建了影响医养融合机构参与意愿因素分析模型，如图5-1所示。

第五章　影响老年人医养结合机构参与意愿的因素研究

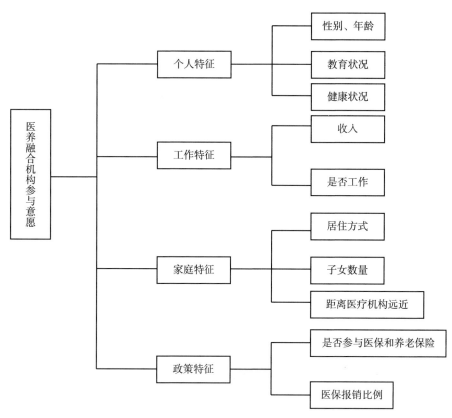

图 5 - 1　老年人医养融合机构参与意愿影响因素模型

本章使用了 OLS 回归分析和 Probit 回归分析。其中在代际收入流动的经验分析中，通常采用的是对数线性回归模型，其一般形式为：

$$Y = \alpha + \gamma X_i + \varepsilon \qquad (5-1)$$

其中，Y 为是否愿意参与医疗融合，X_i 是其他相关自变量，例如性别、年龄、教育年限等，常用的研究方法是 OLS 回归分析法，即把所测量的参与意愿对其他自相量进行回归。为进一步研究参与意愿的影响因素，分析劳动能力以及医保报销对参与意愿的影响拓展公式为：

$$Y = \alpha + \beta Z + \gamma X_i + \varepsilon \qquad (5-2)$$

其中，Y 为是否愿意参与医疗融合，Z 为受访者的劳动能力或医保报销比例，X_i 为控制变量（包括子代性别、年龄、婚姻状况、户口状况等），β 代表劳动能力或医保报销比例对参与意愿的偏回归系数。

考虑到参与意愿为虚拟变量，故进行 Probit 回归分析。Probit 模型的基本思路是将因变量 Y 赋值为 0、1。其中愿意参与医养结合机构设为 1，不愿意参与医养结合机构设为 0。自变量 X 设为连续变量，主要分为个人特征、家庭特征、工作特征以及政策特征四类，分别定义为 $X1$、$X2$、$X3$……公式主要为：

$$P(Y = 1 \mid X = x) = \exp(x'\beta)/1 + \exp(x'\beta) \qquad (5-3)$$

回归后，P 值越小，意味着显著性越高，该自变量对参与意愿的影响程度越高。

第四节　实证结果

计量结果表明，受访者的个人特征以及政策特征对其医养结合机构的参与意愿有着显著影响，而工作特征以及家庭特征对其参与意愿没有显著影响。表 5-2 所示为医养结合机构参与意愿影响因素的基础 OLS 模型计量结果，主要考察的是从事劳动能力以及医保报销比例这两个变量分别对参与意愿的影响，以及这两个变量的联合影响程度。表 5-2 所示的计量结果表明，相对于没有医保报销的受访者来说，报销比例为 1%～15%、16%～30% 以及 46% 以上的更显著，因而医养结合机构的参与意愿更强烈。而从受访者的健康状况来看，对于从事劳动比较困难的老年人来说，没有劳动困难的显著性高，但其系数值为负，则说明越有困难，则对医养结合机构的参与意愿越强烈。老年人的生活自理能力越有困难，对医养结合机构的参与意愿越强烈。表 5-3 所示为医养结合机构参与意愿影响因素的拓展 OLS 模型计量结果，主要考察的是个人特征、工作特征、家庭特征、政策特征四个方面对参与意愿的联合多因素影响程度。根据表 5－3 的计量结果，相较于从事劳动比较困难的老年人来说，从事劳动能力越强，则对医养结合机构的参与意愿越弱，且均在 1% 的水平下显著。老年人的报销比例在 46% 以上时，参与医养结合机构的意愿越强烈，且在 5% 的水平下显著，而报销比例低于 46% 时，对于医养结合机构的参与意愿并无较为显著的影响。这些 OLS 模型的检验结果说明，上文中的两个假设均得到验证。

表 5－2　　影响老年人医养结合机构参与意愿的 OLS 基础模型

变量名		模型（5.1）		模型（5.2）		模型（5.3）	
		系数值	P 值	系数值	P 值	系数值	P 值
医保报销比例（对照组：没有报销组）	报销 1%～15%	0.1915（0.0861）	0.027 **	—	—	0.1662（0.0863）	0.055 **
	报销 16%～30%	0.1665（0.0801）	0.038 **	—	—	0.1496（0.0802）	0.063 **
	报销 31%～45%	0.1044（0.0979）	0.287	—	—	0.1030（0.0981）	0.295
	报销 46% 以上	0.2665（0.0801）	0.001 ***	—	—	0.2480（0.0896）	0.002 ***
劳动能力（对照组：比较困难组）	轻度困难	—	—	－0.0439（0.0604）	0.572	－0.0544（0.0792）	0.493
	没有困难	—	—	－0.1739（0.0738）	0.019 **	－0.1631（0.0746）	0.030 **
常数项		0.4085（0.0583）	0.000 ***	0.6613（0.0625）	0.000 ***	0.5172（0.0845）	0.000 ***
Pseudo R^2		—	0.0355	—	0.0224	—	0.0521
Prob > F		—	0.0189	—	0.0006	—	0.0081

注：①＊、＊＊、＊＊＊ 分别表示在 10%、5% 和 1% 的水平下显著。②括号内为标准差。

表 5 – 3　　　影响老年人医养结合机构参与意愿的 OLS 扩展模型

变量名		系数值	标准差	T 值	P 值
性别		− 0.0093	0.0595	− 0.16	0.875
年龄		0.0219	0.0194	1.13	0.260
教育程度		0.0224	0.0243	0.92	0.357
收入 （对照组：低收入组）	中等偏低收入组	− 0.0661	0.0879	− 0.75	0.453
	中等收入组	0.1373	0.0956	1.44	0.152
	中等偏高收入组	0.0217	0.0997	0.22	0.828
	高收入组	− 0.0487	0.1184	− 0.41	0.681
从事劳动能力 （对照组：比较困难）	轻度困难	− 0.1856	0.0928	− 2.00	0.047
	没有困难	− 0.3566	0.0955	− 3.73	0.000 ***
生活自理能力		0.1763	0.0499	3.54	0.000 ***
子女数量		− 0.0057	0.0227	− 0.25	0.802
居住方式		0.0272	0.0721	0.38	0.706
工作		0.0706	0.0707	1.00	0.319
距离医疗机构的远近		0.0166	0.0680	0.24	0.807
就医困难程度		0.0372	0.0745	0.50	0.618
基本养老保险 （对照组：没有基本 养老保险组）	城乡居民基本养老保险	0.0419	0.0735	0.57	0.569
	城镇职工基本养老保险	0.0513	0.0990	0.52	0.605
基本医疗保险 （对照组：没有基本 医疗保险组）	新农合	− 0.0300	0.0783	− 0.38	0.702
	城镇职工基本医疗保险	0.0509	0.0813	0.63	0.531
基本医疗保险比例 （对照组：没有报销组）	报销 1% ~ 15%	0.1437	0.0888	1.62	0.107
	报销 16% ~ 30%	0.1127	0.0846	1.33	0.184
	报销 31% ~ 45%	0.0799	0.1024	0.78	0.436
	报销 46% 以上	0.1918	0.0880	2.18	0.030 **
常数项		− 0.3936	0.2872	− 1.37	0.172
样本观测值		322	—	—	—
R – squared		0.1295	—	—	—

注：*、**、***分别表示在 10%、5% 和 1% 的水平下显著。

表 5-4 所示为医养结合机构参与意愿影响因素的 Probit 基础模型计量结果，主要考察的是从事劳动能力以及医保报销比例这两个变量分别对参与意愿的影响，以及这两个变量的联合影响程度。从表 5-4 可以得出，报销比例在 1%～15%、16%～30% 以及 46% 以上时，参与意愿越高，并且报销比例在 46% 以上时，在 1% 的水平下显著，则对参与意愿的影响程度越高。而从受访者的健康状况来看，相较于从事劳动较为困难的老年人来说，老年人从事劳动越没有困难，医养结合机构的参与意愿越弱。表 5-5 所示为医养结合机构参与意愿影响因素的 Probit 扩展模型计量结果，增加了个人特征、家庭特征、工作特征以及政策特征的相关变量。从中可以看出，相对于其他变量来说，医保报销比例以及个人从事劳动能力更显著。其中，医保报销比例在 46% 以上的老年人参与意愿更强烈，在 5% 的水平下显著，且是没有报销比例的老年人参与意愿的 0.54 倍。相较于从事劳动能力越强的老年人，参与意愿越弱，在 5% 的水平下显著，而且从事劳动越没有困难的老年人参与意愿是比较困难的老年人的 1.02 倍。

表 5-4　　影响老年人医养结合机构参与意愿的 Probit 基础模型

变量名		模型（5.4）		模型（5.5）		模型（5.6）	
		系数值	P 值	系数值	P 值	系数值	P 值
医保报销比例（对照组：没有报销组）	报销 1%～15%	0.4849 (0.2222)	0.029 **	—	—	0.4041 (0.2248)	0.059 *
	报销 16%～30%	0.4207 (0.2060)	0.041 **	—	—	0.3806 (0.2079)	0.067 *
	报销 31%～45%	0.2637 (0.2507)	0.293	—	—	0.2634 (0.2538)	0.299
	报销 46% 以上	0.6853 (0.2091)	0.001 ***	—	—	0.6504 (0.2116)	0.002 ***

续表

变量名		模型（5.4）		模型（5.5）		模型（5.6）	
		系数值	P 值	系数值	P 值	系数值	P 值
劳动能力（对照组：比较困难组）	轻度困难	—	—	− 0.1174 (0.1922)	0.563	− 0.1471 (0.2111)	0.428
	没有困难	—	—	− 0.4477 (0.1922)	0.020 **	− 0.4322 (0.1979)	0.029 **
常数项		− 0.2315 (0.1502)	0.123	0.1460 (0.1623)	0.011 **	0.0545 (0.2222)	0.806
Pseudo R2		—	0.0261	—	0.0164	—	0.0388
Prob > chi2		—	0.0190	—	0.0231	—	0.0076

注：① * 、 ** 、 *** 分别表示在 10% 、 5% 和 1% 的水平下显著。②括号内为标准差。

表 5 – 5　　影响老年人医养结合机构参与意愿的 Probit 扩展模型

变量名		系数值	标准差	Z 值	P 值
性别		− 0.0355	0.1637	− 0.22	0.829
年龄		0.0598	0.0544	1.10	0.271
教育程度		0.0624	0.0670	0.93	0.351
收入（对照组：低收入组）	中等偏低收入组	− 0.1751	0.2376	− 0.74	0.461
	中等收入组	0.4242	0.2670	1.59	0.112
	中等偏高收入组	0.0692	0.2731	0.25	0.800
	高收入组	− 0.1279	0.3223	− 0.40	0.691
从事劳动能力（对照组：比较困难）	轻度困难	− 0.5380	0.2672	− 2.01	0.044 **
	没有困难	− 1.0211	0.2727	− 3.74	0.000 ***
	生活自理能力	0.5090	0.1464	3.48	0.001 ***
子女数量		− 0.0106	0.0632	− 0.17	0.867
居住方式		0.0673	0.1996	0.34	0.736
工作		0.1901	0.1920	0.99	0.322

续表

变量名		系数值	标准差	Z 值	P 值
距离医疗机构的远近		0.0591	0.1850	0.32	0.749
就医困难程度		0.1148	0.2058	0.56	0.577
基本养老保险（对照组：没有基本养老保险组）	城乡居民基本养老保险	0.1114	0.2024	0.55	0.582
	城镇职工基本养老保险	0.1414	0.2723	0.52	0.604
基本医疗保险（对照组：没有基本医疗保险组）	新农合	−0.0300	0.0783	−0.38	0.702
	城镇职工基本医疗保险	0.0509	0.0813	0.63	0.531
基本医疗保险比例（对照组：没有报销组）	报销 1% ~15%	0.3799	0.2404	1.58	0.114
	报销 16% ~30%	0.2944	0.2274	1.29	0.195
	报销 31% ~45%	0.2038	0.2777	0.73	0.463
	报销 46% 以上	0.5394	0.2411	2.24	0.025 **
常数项		−2.6332	0.8422	−3.13	0.002 ***
样本观测值		322			
Prob > chi2		0.0042	—	—	—
R – squared		0.1012	—	—	—

注：* 、** 、*** 分别表示在 10% 、5% 和 1% 的水平下显著。

表 5 - 6 和表 5 - 7 所示为医养结合机构参与意愿影响因素的 Logit 模型计量结果，主要考察的也是从事劳动能力以及医保报销比例这两个变量对老年人参与意愿的影响，以及这两个变量的联合影响程度。从表 5 - 6 可知，从事劳动能力以及医保报销比例都对参与意愿有显著的影响，其中医保报销比例在 46% 以上的更是在 1% 的水平下显著。从表 5 - 7 可知，添加其他变量时，报销比例在 46% 以下的变得不显著，而 46% 以上的仍然很显著，因而报销比例在 46% 以上时，报销比例越高，参与意愿越强。并且报销比例在 46% 以上的老年人参与意愿是没有报销老年人的 0.88 倍。添加其他变量后，从事劳动能力越没有困难，参与意愿越不强烈，从事劳动越没有困难的老年人参与意愿是比较困难的老年人的 1.73 倍。

表 5 – 6   影响老年人医养结合机构参与意愿的 Logit 基础模型

变量名		模型 (5.7)		模型 (5.8)		模型 (5.9)	
		系数值	P 值	系数值	P 值	系数值	P 值
医保报销比例（对照组：没有报销组）	报销 1% ~ 15%	0.7758 (0.3574)	0.030 **	—	—	0.6819 (0.3623)	0.060 *
	报销 16% ~ 30%	0.6727 (0.3308)	0.043 **	—	—	0.6126 (0.3351)	0.068 *
	报销 31% ~ 45%	0.4217 (0.4012)	0.293	—	—	0.4225 (0.4088)	0.301
	报销 46% 以上	1.1013 (0.3395)	0.001 ***	—	—	1.0412 (0.3433)	0.002 ***
劳动能力（对照组：比较困难组）	轻度困难	—	—	– 0.1906 (0.3299)	0.563	– 0.2424 (0.3444)	0.482
	没有困难	—	—	– 0.7197 (0.3120)	0.021 **	– 0.6965 (0.3228)	0.031 **
常数项		– 0.3704 (0.2414)	0.125	0.6690 (0.2683)	0.013 **	0.0912 (0.3603)	0.800
Pseudo R2		—	0.0261	—	0.0164	—	0.0424
Prob > chi2		—	0.0190	—	0.0231	—	0.0077

注：① *、**、*** 分别表示在 10%、5% 和 1% 的水平下显著。②括号内为标准差。

表 5 – 7   影响老年人医养结合机构参与意愿的 Logit 扩展模型

变量名	系数值	标准差	Z 值	P 值
性别	– 0.0533	0.2680	– 0.20	0.842
年龄	0.1085	0.0926	1.17	0.241
教育程度	0.1093	0.1111	0.98	0.325

续表

变量名		系数值	标准差	Z 值	P 值
收入 （对照组：低收入组）	中等偏低收入组	− 0.3043	0.3910	− 0.78	0.436
	中等收入组	0.6454	0.4389	1.47	0.141
	中等偏高收入组	0.0760	0.4523	0.17	0.867
	高收入组	− 0.2379	0.5321	− 0.45	0.655
从事劳动能力 （对照组：比较困难）	轻度困难	− 0.9472	0.4637	− 2.04	0.041 **
	没有困难	− 1.7315	0.4779	− 3.62	0.000 ***
生活自理能力		0.8451	0.2450	3.45	0.001 ***
子女数量		− 0.0284	0.1041	− 0.27	0.785
居住方式		0.1555	0.3301	0.47	0.638
工作		0.3471	0.3217	1.08	0.281
距离医疗机构的远近		0.0964	0.3041	0.32	0.751
就医困难程度		0.1877	0.3390	0.55	0.580
基本养老保险 （对照组：没有基本 养老保险组）	城乡居民基本养老保险	0.1692	0.3319	0.51	0.610
	城镇职工基本养老保险	0.1975	0.4475	0.44	0.659
基本医疗保险 （对照组：没有基本 医疗保险组）	新农合	− 0.1672	0.3548	− 0.47	0.638
	城镇职工基本医疗保险	0.2121	0.3693	0.57	0.566
基本医疗保险比例 （对照组：没有报销组）	报销 1% ~15%	0.6464	0.3963	1.63	0.103
	报销 16% ~30%	0.5007	0.3724	1.34	0.179
	报销 31% ~45%	0.3474	0.4555	0.76	0.446
	报销 46% 以上	0.8876	0.3985	2.23	0.026 **
常数项		− 4.2443	1.3737	− 3.09	0.002 ***
样本观测值		322	—	—	—
Prob > chi2		0.004	—	—	—
R − squared		0.1017	—	—	—

注：* 、** 、*** 分别表示在10%、5%和1%的水平下显著。

第五节　本章小结

基于安徽省 16 地市的问卷调查数据，本章研究了老年人医养结合机构参与意愿的影响因素。在运用 OLS 模型、Probit 模型以及 Logit 模型的基础上，上文提出的两个假设均得到验证。研究得到结论如下。

首先，老年人劳动能力的好坏显著影响对医养结合的参与意愿。劳动能力越差，则参与意愿越强。不管是 OLS 模型还是 Probit 模型，其结果都证明了对于从事劳动比较困难的老年人来说，没有劳动困难的显著性高，但其系数值为负，则说明越有困难，则对医养结合机构的参与意愿越强烈。老年人的生活自理能力越有困难，对医养结合机构的参与意愿越强烈。老年人的生活状况和劳动能力越差，在晚年失去生活自理能力的可能性越大，对医疗和护理的需求日益增大。此时，参与医养融合机构，不仅可以解决自身的疾病问题，也可以解决老年人的养老需求。

其次，老年人医保报销比例越高，则对医养结合机构的参与意愿越强，老年人医保报销比例越高，则对医养结合机构的参与意愿越强。当医疗保险报销比例在 1%～15%、16%～30% 以及 46% 以上时，老人参与意愿越高，并且报销比例在 46% 以上时，在 1% 的水平下显著，则对参与意愿的影响程度越高。相对于个人特征、家庭特征、工作特征以及政策特征的相关变量来说，医保报销比例对老人参与意愿更显著。其中，医保报销比例在 46% 以上的老年人参与意愿更强烈，且是没有报销比例的老年人参与意愿的 0.54 倍，表明医保报销比例在 46% 以上时，老年人更愿意参与医养融合机构。因为医保报销比例越高，老年人在医疗方面的支出就越低，对养老方面的投入就越高。

最后，生活自理能力的好坏影响老年人医养融合机构的参与意愿。根据实证分析可知，老年人的健康状况显著影响老年人医养融合机构的参与意愿。不仅是老年人劳动能力的好坏显著影响老年人的参与意愿，老年人生活自理能力的好坏也显著影响老年人的参与意愿。由于老年人生活自理能力的缺失，需要有护理人员的看护，医养融合机构在一定程度上可以照料老年人的基本生活需要。此外，老年人随着年龄的不断增加，生理功能开始减退，疾病种类增加，对医疗方面的需求也日渐增多，参加医养融合机构，可以同时解决其医疗和养老问题。在添加其他控制变量后，老年人的参与意愿仍显著，表明生活自理能力这个变量是稳健的，对老年人的参与意愿存在显著影响。

第六章　影响老人医养融合机构 支付意愿的因素研究

本章基于安徽省 16 个市的实地调查数据的基础上,以老人作为医疗服务的消费者视角,运用 Ordered Probit 模型分析了可能会影响老人对医养融合机构支付意愿的因素。实证结果发现,老人的支付意愿主要受到收入、个人情况、家庭情况和政策因素的影响。其中,收入越高,老人的支付意愿越强;没有子女的老人倾向于选择医养融合机构。个人因素方面身体越健康的老人支付意愿越低;年龄越大,老人的支付意愿越强;家庭中的成员学历越高,老人对于医养融合的支付意愿也越高;医保报销比例不会影响他们对医养融合机构的支付意愿。为加快安徽省医养融合养老服务的发展,本书最后提出了要推广长期护理保险、增加"家庭病床"模式作为推进安徽省医养融合的重点并且鼓励私立医院发展医养融合服务三项建议。

第一节　引　　言

老龄化时代的来临,老年人慢性病患病率提高,使得单纯的机构养老很难满足老年人养老与医治的双重需求。于是很多学者提出了医疗机构和养老机构借助自身优势,共享资源积极开展医养融合服务模式。医养融合模式目前得到了很好的发展，而我国目前主要是以机构提供医养融合服务为主要模式。对个体医疗需求行为的研究是卫生政策制定的基础，所以了解老人对医养融合服务的需求情况将有利于医养融合服的发展。因此本章从微观个体的角度研究老人对于医养融合服务机构的支付意愿是有价值的。

目前学者对医养融合的研究侧重在服务模式的探索，一般是以一个地区或者机构为例分析不同模式下医养融合服务是怎样运行的，针对当前机构的医养融合服务存在的问题分别从政策角度、管理角度和实际操作方法三个方面提出解决策略。少数文献研究了我国居家养老模式下的医养融合体系的建立。还有一些文献则站在老人的需求视角分析了当前的医养融合服务体系结构存在着哪些问题，探讨适合当地社会经济发展，满足养老医疗服务需求的服务体系。也有作者从组织社会学的角度研究了医养融合服务体系本身存在的矛盾，从制度设计的角度分析医养融合服务体系的发展障碍。很少有文献研究老人对于医养融合服务的支付意愿是怎样的，更少有文献站在老年消费者的角度研究其对于医养融合服务机构的支付意愿。

从经济学角度来说，影响消费者的需求的因素有商品的价格、个人偏好、家庭收入、消费政策以及对未来的预期。但是相对于其他行为，老人的医疗消费行为比较特殊，老人的个人特质、经济水平、健康状况、医保的报销比例以及医疗服务的质量都会对老人的医疗消费产生影响。因此单纯的消费者需求理论并不能作为本章的理论基础。本书认为可以将老人的支付意愿看成一种决策行为，影响老人对于医养融合服务的需求的因素可能有医养融合机构的服务价格、老人对于机构养老的偏好、老人的工资收入水平、医疗保险的报销比例和老人对于机构养老的需求预期。

文献研究表明老年人的消费行为极大地受到年龄和健康因素的影响。西方对于老年人消费行为的研究始于 1970 年，梅森和史密斯（Mason and Smith，1974）研究了老年人的购物行为；希夫曼（Schiffman，1972）认为老人的消费受到信息和价格意识的影响；张等（Truong et al.，1997）

发现家庭作为老人重要的保障会对老人的消费产生了巨大的影响；吴和李（Wu and Li，2014）指出子代性别为男性时对老人的医疗消费行为影响更大；塞内西（Senesi，2003）研究发现财富和年龄对于老人的消费会产生决定性影响；阿泰拉等（Atella et al.，2005）实证证明药物成本会影响人们的支付意愿，因此科齐奥尔等（Koziol et al.，2007）进一步发现有医疗保险的老人药物使用水平越高，收益越大；谢尔曼（Sherman，2001）对比发现新时代的女性老年人对消费抱有更加乐观的心态；胡赛尼（Hos-seini，2010）发现有效的信息获取有助于老人做出有利的消费决策；博雷拉等（Borella et al.，2014）通过研究退休老人的消费行为发现教育程度会正向影响老人的消费支出。

国内也有很多研究用实证方法从微观角度研究老年人的消费行为，认为老人的消费行为主要受到年龄的影响，老人的消费决策会被健康因素左右。张艳、金彤（2010）研究发现老人的消费观念逐渐年轻化，并且会将子女的需求考虑进来，使得老人的消费行为更加复杂化。王菲（2015）认为我国老人的消费特点是节约，观念上的流动性约束使得老人倾向于储蓄而非消费。曹阳、戴玉娟（2018）指出农村户籍老人的医疗消费行为受到收入的正向影响十分显著。老年人只有在收入得到保障、经济条件得到切实改善、享受到现实社会经济发展的成果、对未来的养老无任何后顾之忧的前提下才能够将现期的收入通过消费转化为购买力。

国内学者从实证的角度就老人对医疗服务的支付意愿影响因素进行了研究。封进、秦蓓（2006）研究发现，经济因素是造成患病个体无法顺利利用医疗服务的重要障碍因素。这些经济因素主要包括：家庭收入或财富、医疗服务的货币价格、利用医疗服务的时间成本以及医疗保险。个体的收入水平是其购买医疗服务的直接经济约束，影响个体就医机构的选择。财富是长期收入的积累，同样可以用来衡量家庭或个体获取医疗服务的能力。张化楠、方金、毕红霞（2016）运用解释性结构模型（ISM）来分析各因素间的层次结构，再使用层次分析法（AHP）检测各影响因素的重要程度。由此得出经济收入是影响老人选择意愿的根本原因，家庭收入水平成为老人选择时的关键因素。另外就有无子女对老人医养融合服务的选择是否产生影响这个问题，谢俊杰、游京颖（2017）采用二元 Logistic 回归模型提出少或者没有子女的城市老年人更倾向于选择机构养老，也就是说没有子女的老人对于机构提供的养老服务支付意愿更强。韩华为（2010）发现女性比男性更多地利用医疗服务；年龄越大的老人支付意愿越强；身体越健康，对于医疗服务的支付意愿越弱。罗大庆、张奕婷（2017）发现扩大医疗报销比例能够提高医疗费用的支出也就是老人对于医疗服务的支付意愿增强。因此本章选取了老人的收入、有无子女作为主要的研究变量，分别从经济水平和家庭情况两方面考察对老人支付医养融合服务的影响，并提出以下两种假设：

假设 6 - 1：老人的收入越高，对医养融合服务的支付意愿越高。

假设 6 - 2：没有子女的老人，对医养融合服务的支付意愿会更高。

第二节　数据来源与描述性统计

本章数据来源于安徽省 16 个市的实地调查。安徽省位于我国的中部地区是人口大省，其老龄化程度相对于全国平均水平较为严重。因此，选择安徽省作为研究区域具有较好的代表性和典型性。本次调查采用问卷调查法，调查对象为 45～65 岁仍在工作的群体和年龄在 66 岁及以上的老年人。调查方法为随机抽取受访者进行问卷填写与访谈。此次调查共发放 340 份问卷，最终收回问卷 340 份，经过数据清理，共得到有效问卷 321 份。

如表 6 - 1 所示，受访的人群对于提供医养融合服务的机构平均支付意愿维持在 1000～2000 元。受访者的年龄平均在 51～65 岁，70.59% 的受访者集中在 45～65 岁的年龄阶段，其中男性受访者占比为 46.18%，略低于女性。对受访者的身高体重核算得出的身体质量指数（BMI 指数）显示，整个群体的平均水平处于正常。就收入而言，老人们的平均收入水平在 1000～2000 元，处于较低水平，其中每月收入在 1000～2000 元的老人占整个样本的 48.2%。就受访者的家庭特征而言，本章从老人的居住状况，有无子女和家庭中最高学历三个角度进行考察。从表中可以看出独居老人仅有 11.01%，没有子女的老人只占样本的 4.72%，但是本章将孤寡老人作为主要关注的对象，因此保留这两项影响因素。从家庭最高学历因素看，老人家庭中的学历普遍为本科学历，占整个样本的 65.18%。从社会特征方面来看，本次调查的老人中有 45.59% 的老人是城镇户口。本章以医保报销比例作为自变量考察医疗政策的优惠力度，发现仅 21.15% 的老人没有享受医保政策的优惠。从医保报销程度来看，18.13% 的老人只有 1%～15% 的报销比例优惠，只有 24.77% 的老人享受到报销比例在46% 以上的优惠，可见大部分老人享受的都是报销力度低的医保政策。从老人对医养融合机构的预期效果来看，只有 15% 的老人表示会选择医养融合机构提供的医疗和养老服务。老人离医疗机构的距离平均在 1000 米以内，38.92% 的老人每年的医疗费用支出平均在 300 元以下，只有20.96% 的老人每年医疗费用保持在 1000 元以上。

表 6 - 1   **变量的定义和描述性统计结果**

变量名		定义	均值	标准差	最小值	最大值
自变量	入住医养融合养老机构的支付意愿交付档次	1000～2000 元/月 为 1，2001～3000 元/月 为 2，3001～4000 元/月 为 3，4001～5000 元/月 为 4，5001～6000 元/月 为 5，6001～7000 元/月 为 6，7000 元/月以上为 7	1.4850	1.0702	1	7

续表

变量名			定义	均值	标准差	最小值	最大值
因变量	个人特征	年龄 低龄组	45～65 岁为 1，否为 0	0.7059	0.4563	0	1
		中等年龄组	66～75 岁为 1，否为 0	0.1618	0.3688	0	1
		高龄组	76 岁以上为 1，否为 0	0.1324	0.3394	0	1
		性别	男性为 1，女性为 0	0.4618	0.4993	0	1
		BMI 指数	正常为 1，偏瘦（重）为 0	0.6930	0.4620	0	1
		慢性病患病情况	患病为 1，不患为 0	0.7122	0.4534	0	1
		收入 低收入	1000～2000 元/月为 1，否为 0	0.4820	0.5004	0	1
		中等收入	2001～5000 元/月为 1，否为 0	0.3952	0.4896	0	1
		高收入	5001 元/月以上为 1，否为 0	0.1228	0.3286	0	1
	家庭特征	居住情况	独居为 1，否为 0	0.1101	0.3135	0	1
		有无子女	无子女为 1，有子女为 0	0.0472	0.2124	0	1
		家庭中最高学历 本科以下学历	本科以下学历为 1，否为 0	0.2351	0.4247	0	1
		本科学历	本科学历为 1，否为 0	0.6518	0.4771	0	1
		本科以上学历	本科以上学历为 1，否为 0	0.1131	0.3172	0	1
	社会特征	户口类型	城镇户口为 1，农业户口为 0	0.4559	0.4988	0	1
		医保的报销比例 不能报销	不能报销为 1，其他为 0	0.2115	0.4090	0	1
		医保报销比例低	1%～15% 为 1，其他为 0	0.1813	0.3858	0	1
		医保报销比例较低	16%～30% 为 1，其他为 0	0.2417	0.4806	0	1
		医保报销比例一般	31%～45% 为 1，其他为 0	0.1178	0.3229	0	1
		医保报销比例高	46% 以上为 1，其他为 0	0.2477	0.4324	0	1
		医疗机构离家距离	1000 米以内为 1，1000 米至 3000 米为 2，3000 米以上为 3	1.7976	0.7813	1	3
		医疗费用支出 支出少	300 元/年以下为 1，否为 0	0.3892	0.4883	0	1
		支出一般	301～1000 元/年为 1，否为 0	0.4012	0.4909	0	1
		支出高	1001 元/年以上为 1，否为 0	0.2096	0.4076	0	1

第三节　理论模型和计量方法

根据马斯洛需求理论构建出拓展的老人的需求层次理论。该理论包括生理、安全、情感、受尊重和自我实现五个不同层次的需求，对应得到老人在生活照料需求、医疗和养老保障的安全需求、老人的社会地位认同需求和老人知识和经验认同需求。以此理论模型为基础，寻找相应的变量全面衡量影响老人对医养融合服务需求的因素。

本章首先是将支付意愿视为连续变量，对其进行 OLS 估计，然后将支付意愿作为定序量，进而采用 Ordered Probit 模型估计，最后用 Ordered logit 模型进行稳健性检验。考虑到本章将支付意愿作为虚拟变量，所以以 Ordered Probit 模型对影响支付意愿的计量结果作为标准。

在 OLS 模型中将因变量支付意愿（pay）和自变量影响因素看成简单的线性关系，本章的关注变量为收入（$income$）和有无子女（$offspring$），其他影响支付意愿的因素用 X_i 表示建立如下线性模型：

$$Y_{pay} = \alpha X_{income} + \beta X_{offspring} + X_i \qquad (6-1)$$

其中，X_{income} 表示收入，$X_{offspring}$ 表示有无子女，X_i 表示的是其他影响因素，α 和 β 分别是收入和有无子女的系数值，其正负和大小决定了收入和有无子女对支付意愿的影响程度。

为进一步检验影响老人医养融合支付意愿的影响因素。需要以老人支付意愿为因变量，对老人的收入、有无子女及其他个体特征作为解释变量进行回归 Ordered Probit 模型回归。该模型的具体方程式为：

$$pay = \lambda Z + \mu \qquad (6-2)$$

其中，Z 表示相关解释变量，具体包括老人的个人特征变量，即老人的收入、有无子女、年龄、健康状况、教育水平以及医保报销水平等。λ 是各变量的待估系数，μ 表示随机误差项。设 $v1$、$v2$、$v3$、$v4$、$v5$、$v6$、$v7$

为分界点，且 $v1 < v2 < v3 < v4 < v5 < v6 < v7$。则：

$$pay = \begin{cases} 1, & pay \leqslant v1 \\ 2, & v1 < pay < v2 \\ 3, & v2 < pay < v3 \\ 4, & v3 < pay < v4 \\ 5, & v4 < pay < v5 \\ 6, & v5 < pay < v6 \\ 7, & v6 < pay < v7 \end{cases} \tag{6-3}$$

根据如下公式求得各个分布的概率：

$$Prob(Y = 1x) = G(x'\beta) = \int_{-\infty}^{x'\beta} \frac{1}{\sqrt{2\pi}} \exp\left(-\frac{t^2}{2}\right) dt \tag{6-4}$$

第四节　实证结果

本章将支付意愿按照支付金额高低划分为 7 个等级，分别赋值为 1 到 7，将连续变量转化为虚拟变量，利用 Stata 统计软件，首先做 OLS 模型对选取变量回归，得到的基础模型如表 6-2 所示。从表 6-2 来看，两个关注变量的回归结果分别在 0.01 和 0.05 的水平下显著。从收入水平来看，收入越高，老人对于医养融合服务的支付也就越高，相对于中等收入，高等收入对支付意愿的影响程度更大，假设 6-1 得到了检验。就家庭状况而言，没有儿女的老人对于医养融合机构的支付意愿越强，假设 6-2 得到了检验。

表 6-2　　医养融合支付意愿影响因素 OLS 基础模型计量结果

变量名	系数值	标准差	P 值	T 值
有无子女	1.0865 ***	0.2755	0.0000	3.9400

续表

变量名		系数值	标准差	P 值	T 值
收入（对照组：低收入）	中等收入	0.2642 **	0.1228	0.0320	2.1500
	高等收入	0.3864 **	0.1854	0.0380	2.0800

注：*、**、*** 分别表示在 10%、5% 和 1% 的水平下显著。

考虑到其他因素也会影响支付意愿，为此在基础模型的基础上依次添加个人特征，家庭特征和社会特征，得到的拓展模型一、模型二、模型三如表 6 - 3、表 6 - 4、表 6 - 5 所示。可以发现在添加个人特征（年龄，性别和 BMI 指数）、家庭特征（居住情况，家庭最高学历）以及社会特征（户口类型，医保报销比例，医疗机构离家距离，医疗支出）之后，收入和儿女数量依然在 0.05 和 0.01 的水平下显著影响着老人的支付意愿，并且其系数值基本保持了不变。所以两变量的稳定性得到了证实。因此通过 OLS 模型的检验得出假设 6 - 1 和假设 6 - 2 成立。

其他变量对老人的支付意愿也产生了影响。从个人特征来说，年龄越大老人的支付意愿就越强烈。从健康角度来说计量结果并不如预期的那样对于医养融合机构的支付意愿产生显著影响。另外表 6 - 4 和表 6 - 5 显示出高龄老人随着年龄的增加，支付意愿也随之增强。从政策因素上来说，医保的报销比例在 OLS 模型下并不显著影响支付意愿。表 6 - 5 显示，老人每年支出的医疗费用越高其支付意愿越强。

表 6 - 3　医养融合支付意愿影响因素 OLS 拓展模型计量结果（模型一）

变量名		系数值	标准差	P 值	T 值
有无子女		1.1866 ***	0.2868	0.0000	4.1400
收入（对照组：低收入）	中等收入	0.3226 **	0.1376	0.0200	2.3400
	高等收入	0.4955 **	0.2008	0.0140	2.4700

续表

变量名		系数值	标准差	P 值	T 值
年龄（对照：低龄组）	中龄组	0.1745	0.1813	0.3370	0.9600
	高龄组	0.4011	0.2027	0.0490	1.9800
性别		− 0.0269	0.1224	0.8260	− 0.2200
BMI 指数		0.0418	0.1311	0.7500	− 0.3200
慢性病患病情况		0.1349	0.1438	0.3490	− 0.9400

注：＊、＊＊、＊＊＊分别表示在 10%、5% 和 1% 的水平下显著。

表 6 – 4　医养融合支付意愿影响因素 OLS 拓展模型计量结果（模型二）

变量名		系数值	标准差	P 值	T 值
有无子女		1.1526 ＊＊＊	0.2969	0.0000	3.8800
收入（对照组：低收入组）	中等收入	0.3186 ＊＊	0.1385	0.0220	2.3000
	高等收入	0.481 ＊＊	0.2012	0.0170	2.3900
年龄（对照组：低龄组）	中龄组	0.1578	0.1822	0.3870	0.8700
	高龄组	0.3945 ＊	0.2097	0.0610	1.8800
性别		− 0.0531	0.1235	0.6670	− 0.4300
BMI 指数		− 0.0678	0.1327	0.6100	− 0.5100
慢性病患病情况		− 0.1447	0.1447	0.3180	− 1.0000
居住情况		0.1774	0.2099	0.3990	0.8500
家庭最高学历（对照组：本科学历以下）	本科学历	0.1988	0.1421	0.1630	1.4000
	本科学历以上	0.3566	0.2170	0.1010	1.6400

注：＊、＊＊、＊＊＊分别表示在 10%、5% 和 1% 的水平下显著。

表 6 – 5　医养融合支付意愿影响因素 OLS 拓展模型计量结果（模型三）

变量名		系数值	标准差	P 值	T 值
有无子女		1.1554 ＊＊＊	0.3014	0.0000	3.8300
收入（对照组：低收入组）	中等收入	0.2421 ＊	0.1436	0.0930	1.6900
	高等收入	0.4238 ＊＊	0.2072	0.0420	2.0500

续表

变量名		系数值	标准差	P 值	T 值
年龄（对照组：低龄组）	中龄组	0.1252	0.1846	0.4980	0.6800
	高龄组	0.4048 *	0.2150	0.0610	1.8800
性别		− 0.0444	0.1275	0.7280	− 0.3500
BMI 指数		− 0.0830	0.1355	0.5410	− 0.6100
慢性病患病情况		− 0.0808	0.1482	0.5860	− 0.5500
居住情况		0.1448	0.2138	0.4990	0.6800
家庭最高学历（对照组：本科学历以下）	本科学历	0.1117	0.1461	0.4450	0.7600
	本科学历以上	0.2496	0.2222	0.2620	1.1200
户口类型		0.1586	0.1251	0.2060	1.2700
医疗报销比例：（参照组：报销比例为0）	报销比例低	0.3112	0.1903	0.1030	1.6400
	报销比例较低	0.2357	0.1764	0.1820	1.3400
	报销比例一般	0.2860	0.2128	0.1800	1.3400
	报销比例高	0.2896	0.1795	0.1080	1.6100
医疗机构离家距离		− 0.0184	0.0807	0.8190	− 0.2300
医疗支出（参照组：医疗支出低）	医疗支出一般	0.1680	0.1357	0.2160	1.2400
	医疗支出高	0.3373 **	0.1704	0.0490	1.9800

注：* 、** 、*** 分别表示在10% 、5%和1%的水平下显著。

由于本章的变量属于虚拟变量，因此再使用 Ordered Probit 模型对假设6-1、假设6-2进行回归，计量结果如表6-6至表6-9所示。在 Ordered Probit 基础模型和拓展模型中，有无子女在0.01 的水平下显著影响着支付意愿，没有子女的老人更倾向于选择医养融合机构的医养服务，收入越高，老人支付意愿越强。假设6-1和假设6-2依然成立。

第六章　影响老人医养融合机构支付意愿的因素研究

表6－6　　医养融合支付意愿 Ordered Probit 基础模型计量结果

变量名		系数值	标准差	P 值	Z 值
有无子女		0.9721 ***	0.2987	0.001	3.2500
收入（对照组：低收入）	中等收入	0.4087 ***	0.1561	0.009	2.6200
	高等收入	0.4534 **	0.227	0.046	2.0000

注：* 、** 、*** 分别表示在10% 、5%和1%的水平下显著。

表6－7　　医养融合支付意愿 Ordered Probit 拓展模型计量结果 （模型一）

变量名		系数值	标准差	P 值	Z 值
有无子女		1.0902 ***	0.3173	0.0010	3.4400
收入（对照组：低收入）	中等收入	0.5484 ***	0.1803	0.0020	3.0400
	高等收入	0.6600 ***	0.2539	0.0090	2.6000
年龄（对照组：低龄组）	中龄组	0.3616	0.2332	0.1210	1.5500
	高龄组	0.3613	0.2590	0.1630	1.4000
性别		－ 0.0669	0.1558	0.6670	－ 0.4300
BMI 指数		－ 0.0224	0.1690	0.8940	－ 0.1300
慢性病患病情况		0.2450	0.1841	0.1830	－ 1.3300

注：* 、** 、*** 分别表示在10% 、5%和1%的水平下显著。

表6－8　　医养融合支付意愿 Ordered Probit 拓展模型计量结果 （模型二）

变量名		系数值	标准差	P 值	Z 值
有无子女		1.1135 ***	0.3293	0.0010	3.3800
收入（对照组：低收入组）	中等收入	0.5427 ***	0.1828	0.0030	2.9700
	高等收入	0.6628 ***	0.2558	0.0100	2.5900
年龄（对照组：低龄组）	中龄组	0.3543	0.2371	0.1350	1.4900
	高龄组	0.3705	0.2663	0.1640	1.3900
性别		－ 0.0943	0.1581	0.5510	－ 0.6000
BMI 指数		－ 0.0771	0.1733	0.6570	－ 0.4400

续表

变量名		系数值	标准差	P 值	Z 值
慢性病患病情况		− 0.2747	0.1865	0.1410	− 1.4700
居住情况		0.1585	0.2471	0.5210	0.6400
家庭最高学历 （对照组：本科学历以下）	本科学历	0.3266	0.1989	0.1010	1.6400
	本科学历以上	0.6176 **	0.2665	0.0200	2.3200

注：＊、＊＊、＊＊＊分别表示在 10%、5% 和 1% 的水平下显著。

表 6 − 9　医养融合支付意愿 Ordered Probit 拓展模型计量结果（模型三）

变量名		系数值	标准差	P 值	Z 值
有无子女		1.0455 ***	0.3385	0.0020	3.0900
收入（对照组：低收入组）	中等收入	0.4458 **	0.1925	0.0210	2.3200
	高等收入	0.5743 **	0.2676	0.0320	2.1500
年龄（对照组：低龄组）	中龄组	0.2592	0.2463	0.2930	1.0500
	高龄组	0.3844	0.2724	0.1580	1.4100
性别		− 0.0963	0.1660	0.5620	− 0.5800
BMI 指数		− 0.0778	0.1796	0.6650	− 0.4300
慢性病患病情况		− 0.2334	0.1923	0.2250	− 1.2100
居住情况		0.1267	0.2559	0.6210	0.5000
家庭最高学历 （对照组：本科学历以下）	本科学历	0.2489	0.2070	0.2290	1.2000
	本科学历以上	0.5098 *	0.2762	0.0650	1.8500
户口类型		0.3152 *	0.1620	0.0520	1.9500
医疗报销比例： （参照组：报销比例为 0）	报销比例低	0.3827	0.2567	0.1360	1.4900
	报销比例较低	0.1307	0.2519	0.6040	0.5200
	报销比例一般	0.4453	0.2794	0.1110	1.5900
	报销比例高	0.3903	0.2417	0.1060	1.6100
医疗机构离家距离		0.0574	0.1064	0.5900	0.5400
医疗支出 （参照组：医疗支出低）	医疗支出一般	0.1937	0.1816	0.2860	1.0700
	医疗支出高	0.2167	0.2271	0.3400	0.9500

注：＊、＊＊、＊＊＊分别表示在 10%、5% 和 1% 的水平下显著。

但是在 Ordered Probit 的拓展模型中，添加的其他影响因素显著相关性与 OLS 模型估计下的结果并不相同。在 Ordered Probit 模型中，年龄和医疗支出并不显著影响老人的支付意愿，而如表 6 - 7 和表 6 - 8 的计量结果显示的那样，家庭中的最高学历因素会在 0.05 的水平下显著影响支付意愿，在学历为本科以上的分组中家庭成员最高学历越高，其支付意愿越强，但是在其他学历分组中，学历的高低并不会显著影响老人的支付意愿。另外表 6 - 8 计量结果显示，户口类型也会在 0.1 的水平下显著影响支付意愿，城镇户口的老人更愿意支付医养融合机构提供的服务。

最后，本章为了检验上述结果的稳定性，使用 Ordered Logit 模型对以上实证结果做稳健性检验，结果如表 6 - 10 至表 6 - 13 所示。检验显示假设 6 - 1 和假设 6 - 2 依然成立，没有子女的老人对医养融合机构的支付意愿更强，收入越高的老人对于医养融合的支付意愿越高。

表 6 - 10　　医养融合支付意愿 Ordered Logit 基础模型计量结果

变量名		系数值	标准差	P 值	Z 值
有无子女		1.709 ***	0.5156	0.0010	3.3100
收入（对照组：低收入）	中等收入	0.7321 ***	0.2772	0.0080	2.6400
	高等收入	0.7814 **	0.3988	0.0500	1.9600

注：*、**、***分别表示在 10%、5% 和 1% 的水平下显著。

表 6 - 11　　医养融合支付意愿 Ordered Logit 拓展模型计量结果（模型一）

变量名		系数值	标准差	P 值	Z 值
有无子女		1.9765 ***	0.5646	0.0000	3.5000
收入（对照组：低收入）	中等收入	1.0975 ***	0.3316	0.0010	3.3100
	高等收入	1.2700 ***	0.4624	0.0060	2.7500
年龄（对照组：低龄组）	中龄组	0.7738 *	0.4062	0.0570	1.9100
	高龄组	0.7185	0.4593	0.1180	1.5600

续表

变量名	系数值	标准差	P 值	Z 值
性别	− 0.1939	0.2764	0.4830	− 0.7000
BMI 指数	0.0637	0.3035	0.8340	0.2100
慢性病患病情况	0.4981	0.3182	0.1180	− 1.5700

注：＊、＊＊、＊＊＊分别表示在10％、5％和1％的水平下显著。

表 6－12　　医养融合支付意愿 Ordered Logit 拓展模型计量结果（模型二）

变量名		系数值	标准差	P 值	Z 值
有无子女		2.0608 ***	2.0608	0.0000	3.5300
收入（对照组：低收入）	中等收入	1.1128 ***	1.1128	0.0010	3.3100
	高等收入	1.2728 ***	1.2728	0.0070	2.7200
年龄（对照组：低龄组）	中龄组	0.8093 *	0.8093	0.0510	1.9500
	高龄组	0.8475 *	0.8475	0.0770	1.7700
性别		− 0.2703	− 0.2703	0.3370	− 0.9600
BMI 指数		− 0.0212	− 0.0212	0.9460	− 0.0700
慢性病患病情况		− 0.5273	− 0.5273	0.1010	− 1.6400
居住情况		0.1177	0.1177	0.7940	0.2600
家庭最高学历（对照组：本科学历以下）	本科学历	0.7109 *	0.7109	0.0530	1.9400
	本科学历以上	1.1402 **	1.1402	0.0170	2.3800

注：＊、＊＊、＊＊＊分别表示在10％、5％和1％的水平下显著。

表 6－13　　医养融合支付意愿 Ordered Logit 拓展模型计量结果（模型三）

变量名		系数值	标准差	P 值	Z 值
有无子女		1.9329 ***	0.5977	0.0010	3.2300
收入（对照组：低收入）	中等收入	0.9381 ***	0.3569	0.0090	2.6300
	高等收入	1.1761 **	0.4872	0.0160	2.4100

续表

变量名		系数值	标准差	P 值	Z 值
年龄（对照组：低龄组）	中龄组	0.6592	0.4314	0.1260	1.5300
	高龄组	0.8676 *	0.4947	0.0790	1.7500
性别		−0.2719	0.2956	0.3580	−0.9200
BMI 指数		−0.0356	0.3249	0.9130	−0.1100
慢性病患病情况		−0.4502	0.3352	0.1790	−1.3400
居住情况		0.0423	0.4695	0.9280	0.0900
家庭最高学历（对照组：本科学历以下）	本科学历	0.5282	0.3772	0.1610	1.4000
	本科学历以上	0.9125 *	0.4940	0.0650	1.8500
户口类型		0.5598	0.2932	0.0560	1.9100
医疗报销比例：（参照组：报销比例为0）	报销比例低	0.5675	0.4588	0.2160	1.2400
	报销比例较低	−0.0278	0.4664	0.9520	−0.0600
	报销比例一般	0.8497 *	0.4863	0.0810	1.7500
	报销比例高	0.5961	0.4326	0.1680	1.3800
医疗机构离家距离		0.1395	0.1944	0.4730	0.7200
医疗支出（参照组：医疗支出低）	医疗支出一般	0.3114	0.3217	0.3330	0.9700
	医疗支出高	0.3926	0.4037	0.3310	0.9700

注：*、**、***分别表示在10%、5%和1%的水平下显著。

第五节　本 章 小 结

从上述实证分析发现：首先，收入对于老人医养融合服务的支付起到了重要的作用。收入作为衡量老人经济状况的指标正向影响老人对医养融合服务的支付意愿。当老人的收入水平越高其支付意愿越强。在基础模型和拓展模型的结果中，收入对老人对医养融合服务的支付意愿的正向影响保持稳定，从系数来看收入对老年人医养融合服务的影响程度较之于其他特征变量更大。在对收入进行分组之后得出相对于中等收入，高等收入对支付意愿的影响程度更大。经济收入是影响老人选择意愿的根本原因，家庭收入水平成为老人选择时的关键因素。因此，医养融合服务的价格定位需要根据老人的实际经济水平来制定。

其次，没有子女的老人会趋于选择医养融合机构提供的服务。子女数量因素作为衡量家庭状况的一项指标，结果显示没有子女的老人会趋于选择医养融合机构提供的服务。其显著性在基础模型和拓展模型中保持高度稳定性。原因推测是没有子女的老人会更多依靠医疗养老机构的护理和照料，对于这些老人而言，医养融合服务能够同时满足养老和医疗需求，老人对医养融合服务的支付意愿更加强烈。但是从本章的实证结果来看没有子女这部分老人只在整个群体中占少数比例，因此对安徽省来说，要想满足大多数老年人的养老需求，建立覆盖范围最广的医养融合模式应该重点发展家庭医生制度与居家养老相结合的家庭病床模式。

最后，医保报销比例的高低影响着老人的支付意愿。医保报销比例的高低影响着老人的支付意愿，但是并不是预期中呈现的简单的正向关系。医保的报销比例在 OLS 模型下并不显著影响支付意愿，但是在 Probit 模型中对于医保水平在中等水平即比例在 31%~60% 阶段的老人而言，增加医保报销比例会增加他们对医养融合服务机构的支付意愿，而这种正向相关关系在其他医保水平并不显著。推测其原因是医疗报销水平其实是收入水平和社会地位的另一种显示，报销水平低的老人因为经济水平和社会地位较低，所以医保报销水平较之其他因素如收入对支付意愿的影响程度可忽略。反而是医保报销水平一般的老人，提高报销比例显著影响其福利水平，从而提高其对医养融合服务的支付意愿。

第七章　机构选择医养融合养老保障的影响因素分析

本章重点关注养老机构在选择医养融合养老保障时遇到的问题，共调查安徽省范围内 309 家养老机构，运用 Probit 模型分析制约安徽省养老机构转型到医养融合养老保障的影响因素。分析得出运行良好的机构并不多，普遍在管理体制、资金、人才等方面存在问题。为促进医养融合养老保障的发展，应加快完善服务评估体系、加大政策扶持力度、培育医养融合专业人员、运用互联网技术提高服务智能化水平。

第一节　引　　言

我国经济高速发展和医疗卫生事业不断进步的同时，人口老龄化程度逐步加深，失能、半失能老人数量快速攀升。人口迅速老龄必然带来三种严重后果：一是医疗治疗、护理、预防成本不断增加；二是慢性病成为人们的重大疾病隐患；三是"421"家庭模式下年轻人的赡养老人的经济和精神压力加大，传统的养老模式受到前所未有的挑战。但养老和医疗资源分离现状客观存在，寻找新的养老服务模式迫在眉睫。如何应对新形势下的养老问题关系到每个人，是提升人民生活获得感、幸福感所必须关注的焦点。构建良好的养老服务模式，将有利于整个社会的健康、可持续发展。本章重点关注安徽省养老机构在选择医养融合养老保障时会考虑的因素，主要采用 Probit 回归分析方法，探讨何种因素限制了养老机构提供医养融合养老保障服务。

我国历来重视养老问题的解决，党的十九大着重提出要积极应对人口老龄化，构建养老、孝老、敬老政策体系和社会环境，推进医养融合，加快老龄事业和产业发展。医养融合养老保障以老年人的医疗和养老需求为导向，着力满足老年人全周期、多层次和全方位的医养服务需求。目前我国各地结合当地的实际情况为老年人提供各具特色的医养融合服务，产生了多种医养融合模式和医养融合机构。但是全国范围内经营状况良好的医养融合模式和机构很少，多数以失败告终，老年人找不到适合自己的养老机构的同时，部分养老机构现有的硬件资源存在闲置的状况，造成了大量的资源浪费，远没有满足老年人的医疗和养老需求。

西方发达国家比我国较早步入老龄化社会，他们的健康服务和社会照护服务方面的改革对我国有重要的借鉴意义。美国、欧洲和日本等国家凭借较好的科技实力、医疗资源和产业基础，现代化护理水平、养老保障水平均属世界领先水平，人工智能促进了这些国家医养融合产业的发展（Colin et al.，2016；Marouvo et al.，2019）。部分研究表明经营时间与医养机构可持续运营能力不相关，但是如果机构有扩建的预期就说明机构的经营时间与可持续发展能力呈正相关。也有学者认为机构的地理位置也会影响老年人的医养融合选择（Sigal et al.，2016）。政府财政补贴可以大幅度减轻机构的资金压力，在一定程度上可以提高民办医养融合机构的服务供应量（Evelien et al.，2016）。

总结"十三五"以来我国医养融合试点工作经验，体育、医疗、养老产业的融合是应对人口老龄化、实现老年健康的必然趋势。虽然我国有关医养融合方面的政策在逐步完善，也形成了多种医养结合的工作模式，但是涉及的多部门的权责还不够清晰，医疗机构和养老机构之间的协作并不充分，这是制约我国医养融合养老保障发展的根本原因（徐蕴、江星，

2019；梁硕林、庞国防，2020；张泽宇、田翀，2021）。医疗和养老之间的资源结构不对称、基层优质医疗资源少、医养行业智能化水平低、供需不匹配，这些因素直接影响到医养融合服务的提供和享受，降低了医养融合服务的质量（聂建亮、曹梦迪，2021；初佃辉、吴军，2021）。医养服务人才是医养融合养老保障顺利开展和服务质量提升的至关重要的条件，但是我国基层服务人才紧缺，培养实用型专业化高素质养老服务人才的步伐必须加快（胡善菊、张琪蒙，2021；冯运红、李小平，2021）。

智慧养老是解决当前养老难题的有效途径，要整合社会资源，充分利用互联网技术，搭建线上和线下一体化的医养融合服务供给平台（杜孝珍、孙婧娜，2020；郭鑫、杨明琦，2021）。此外，我国要加强对医养相关信息的宣传来提高社会公众对医养融合服务的认知度，并加大政府支持和保障力度来帮助医养融合机构完善相关设施、提高医护人员的待遇（陈志鹏、杨金侠，2021；霍振昂、孙韬，2021）。专业的医护人员是医养融合养老保障的软实力，政府和机构在加强对人才的培育的同时，要提高薪资和福利待遇，鼓励、吸引更多的专业人才到医养融合养老机构就职（万和平、王颖，2018；郭鑫、杨明琦，2021）。

综上可知，我国的医养融合发展落后于发达国家，且我国的相关研究起步较晚，目前尚处于探索和试点阶段，缺乏系统性研究。国内关于医养结合模式的理论研究多限于经济学、管理学、社会学和人口学，多学科交叉研究很少。多数学者专注于案例研究和对策建议研究，从老年人的需求出发来探讨我国医养融合研究出现的问题和发展方向，很少有学者从养老机构这个服务提供者的角度去观察。为探究医养融合养老保障发展的困境，本章从养老机构的视角去研究我国医养融合发展现状，调查安徽省各地级市养老机构的经营管理情况，找到制约医养融合机构发展的根本原因，根据问题提出相应的建议以促进新时代下养老事业发展。

第二节　数据来源和描述性统计

本章主要研究机构选择医养融合养老保障的影响因素，所用数据来源于本项目组在安徽省范围内的调查研究，此次共调查了安徽省范围内共309家养老机构，其中111家养老机构表示没有为老年人配备提供医养融合养老保障相关的服务，198家养老机构选择提供医养融合养老保障，提供医养融合服务的机构仅占64.08%，说明有必要分析决定机构选择医养融合养老保障的影响因素，从而找到切入点来促进医养融合养老保障更好发展。表7－1展示了不同性质的机构提供医养融合服务的情况。此次调查共有61个营利性养老机构，其中23个机构不愿意提供医养融合服务，38个机构提供医养融合服务；177个民办非营利性养老机构，其中65个机构不提供医养融合服务，112个机构愿意选择提供医养融合养老保障；71个公办公营养老机构，其中仅有23个机构不会选择提供医养融合保障，剩下的48个机构提供医养融合保障。

表7－1　　　　　不同性质机构提供医养融合养老保障情况　　　　单位：个

机构性质	不提供医养融合养老保障	提供医养融合养老保障	总计
营利性机构	23	38	61
民办非营利性机构	65	112	177
公办公营机构	23	48	71
总计	111	198	309

表7－2展示的是不同性质的机构提供上门服务的情况，共有73.1%的被调查机构不提供上门服务，26.90%提供上门服务；13%的营利性机构不提供上门服务，6.1%的营利性机构提供上门服务；公办公营养老机构中，19.10%的不提供上门服务，仅有3.90%提供上门服务。总体来

看，不提供上门服务的机构偏多，但是上门服务是满足深度老龄化趋势下老年人多层次养老需求的必然举措，各机构在条件允许的情况下要响应国家号召，积极为服务范围内的老年人提供上门服务。

表 7 - 2　　　　　　不同性质机构提供上门服务情况　　　　　　单位：%

机构性质	不提供上门服务	提供上门服务	总计
营利性机构	13.60	6.10	19.70
民办非营利性机构	40.50	16.80	57.30
公办公营机构	19.10	3.90	23.00
总计	73.10	26.90	100.00

表 7 - 3 是统计到医院开车距离不同的养老机构提供医养融合服务的情况，距离分为四个层次，15 分钟以内、15 ~ 30 分钟、31 ~ 60 分钟以及60 分钟以上。由图 7 - 1 可知，被调查机构中有 78% 的养老机构到医院需要 15 分钟以内，16.20% 的机构需要 15 ~ 30 分钟，4.20% 的机构需要31 ~ 60 分钟，1.60% 的机构需要 60 分钟以上。可以发现，大多数养老机构选址在医疗机构附近，二者之间存在密切的联系。选择提供医养融合服务的机构中，48.50% 的机构开车到医院最久仅需 15 分钟，11.00% 的机构需要 15 ~ 30 分钟。由此可以看出，距离医院越近的养老机构越愿意选择医养融合养老保障。

表 7 - 3　　　　到医院距离不同的机构提供医养融合养老保障情况　　　　单位：%

车程	不提供医养融合养老保障	提供医养融合养老保障
15 分钟以内	29.40	48.50
15 ~ 30 分钟	5.20	11.00
31 ~ 60 分钟	0.60	3.60
60 分钟以上	0.60	1.00
总计	35.90	64.10

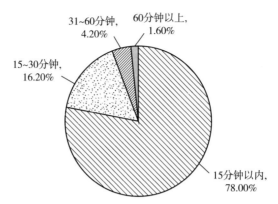

图7-1　机构到医院距离情况分布

　　医养融合养老保障情况与上门服务情况分析如图7-2所示，其中深色代表不提供上门服务，浅色代表提供上门服务。在不提供医养融合养老保障的养老机构中有92家不提供上门服务，19家提供上门服务；在选择提供医养融合养老保障的养老机构中134家不提供上门服务，64家提供上门服务。由图可知，绝大部分机构都愿意选择医养融合养老保障，尤其是提供上门服务的机构中超一半都会选择提供医养融合服务。

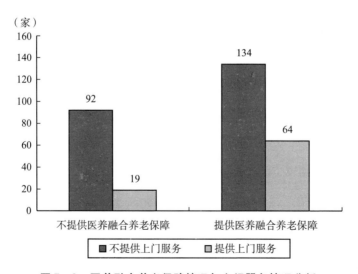

图7-2　医养融合养老保障情况与上门服务情况分析

第七章　机构选择医养融合养老保障的影响因素分析

表 7-4 展示的是本章涉及的所有的主要变量的定义和描述性统计结果，本章分析的所有模型的因变量均为是否提供医养融合服务，自变量分为三类，第一类为机构的基本特征，第二类为机构的人员特征，第三类为机构的运营特征。

首先介绍第一类，基本特征包括机构性质、举办主体、房屋来源和机构开始运行时间。机构性质主要包括营利性机构、民办非营利机构和公办公营机构；举办主体包括个体、医疗机构、政府机构、公司、国企事业单位及其他；房屋来源分为自建、自购、租赁和其他。提供医养融合服务的赋值为 1，不提供的机构赋值为 0，提供医养融合服务的占比 64.08%。在数据分析时将机构性质、举办主体和房屋来源设置为虚变量，机构开始运行时间为截至 2021 年机构共运营的年数。可以看出此次调查的安徽省的养老机构中有 19.74% 为营利性机构，57.28% 为民办非营利机构，22.98% 为公办公营机构；43.04% 的机构是由个体承办的，31.39% 是由医疗机构、公司、国企事业单位及其他类型的单位成立的，25.57% 的养老机构是由政府机构举办经营的；30.74% 的养老机构的房屋是自己修建的，33.98% 是自己购买的或者租赁的房屋，剩下 35.28% 有公建民营的、小区配套的及其他。由机构开始运行时间可知，此次被调查机构的平均年限为 9.4110 年。

其次是人员特征方面的情况，这类自变量包括在职职工数、在职医生数、现有入住的完全不能自理老人数、入住老人的平均年龄。每个机构平均有 17 位在职职工、1 位在职医生、23 位完全不能自理的老人，这些老人的平均年龄为 76.3430 岁。被调查机构的在职医生数明显偏少，入住老人年龄偏大且存在因完全不能自理需要医养融合服务的老年人。在职医生是提供专业医疗和护理服务的主体，老年人的身体状况和年龄是机构提供服务的依据，后续的数据分析将关注这些变量是否会对养老机构选择医养融合养老保障产生影响，以及产生何种程度的影响。

表7-4　本章主要变量的定义和描述性统计

变量名			定义	均值	标准差	最小值	最大值
因变量	医养融合养老保障		提供医养融合养老保障为1，否为0	0.6408	0.4806	0	1
自变量	机构性质	营利性机构	是为1，否为0	0.1974	0.3987	0	1
		民办非营利性机构	是为1，否为0	0.5728	0.4955	0	1
		公办公营机构	是为1，否为0	0.2298	0.4214	0	1
	举办主体 基本特征	个体	是为1，否为0	0.4304	0.4959	0	1
		医疗机构、公司、国企事业单位及其他	是为1，否为0	0.3139	0.4648	0	1
		政府机构	是为1，否为0	0.2557	0.4369	0	1
	房屋来源	自建	是为1，否为0	0.3074	0.4622	0	1
		自购、租赁	是为1，否为0	0.3398	0.4744	0	1
		其他	是为1，否为0	0.3528	0.4786	0	1
	机构开始运行时间		机构开始运行时间（年）	9.4110	8.9113	1	72
		在职职工数	在职职工总数（个）	17.0000	21.5559	2	206
		在职医生数	在职的医生人数（个）	1.0939	3.4341	0	44
	人员特征	完全不能自理老人数	现有入住的完全不能自理老人数量（人）	23.2395	28.0688	0	224
		老人平均年龄	入住老人的平均年龄（岁）	76.3430	6.1332	50	90

续表

变量名	定义	均值	标准差	最小值	最大值
土地成本	投入的土地成本（元）	1545300.0000	7524978.0000	8000	100000000
设备成本	投入的设备成本（元）	985388.5000	2293075.0000	5000	30000000
自理老人收费额	自理老人每月收费情况（元）	1364.7250	695.3453	400	6500
不能自理老人收费额	不能自理老人每月收费情况（元）	2150.7700	1091.9480	600	9000
上年支出金额	上年本单位总支出的总额（元）	1264792.0000	1952425.0000	15000	16500000
上门服务	提供上门服务为1，否为0	0.2686	0.4440	0	1
到医院的开车距离	15分钟以内为1，15~30分钟为2，31~60分钟为3，60分钟以上为4	1.2945	0.6247	1	4
在职职工月平均工资水平	在职职工月平均工资（元）	3000.3140	1659.3860	800	25000
在职医生月平均工资	在职医生月平均工资水平（元）	2140.2910	2667.9990	0	15000
在职护士月平均工资	在职护士月平均工资水平（元）	1727.5400	1764.1250	0	6000
观测量（N=309）					

运营特征、自变量（左侧分类标注）

最后是养老机构的运营特征，包括机构投入的土地成本、设备成本、入住的自理老人每个月的收费情况、不能自理老人每月收费情况、上年本单位总支出的金额、是否提供上门服务、开车到医院的距离、在职职工月平均工资水平、在职医生月平均工资水平和在职护士月平均工资水平。本章在进行数据分析时，将提供上门服务的机构赋值为1，不提供上门服务的赋值为0。开车到医院的距离15分钟以内赋值为1，15~30分钟以内的赋值为2，31~60分钟的赋值为3，60分钟以上的赋值为4。由表7-4可知，自理老人收费额平均值为1365元，不能自理老人平均每月收费额为2151元。此次调查的养老机构中有26.86%的机构提供上门服务，这些养老机构的在职职工月平均工资为3000元，在职医生月平均工资为2140元，在职护士月平均工资仅为1728元。在职医生和在职护士的工资水平较低，大力发展医养融合养老保障必须提升在职职工尤其是医生和护士的待遇，增强对医养相关的专业人员的吸引力。

第三节　理论框架和计量模型

一、理论框架

1943年美国心理学家亚伯拉罕·马斯洛在论文《人类激励理论》中提出马斯洛需求层次理论，这一理论属于人本主义科学的理论方法之一。马斯洛需求层次理论提到人类的需求从低到高分为生理需求、安全需求、情感归属需求、尊重需求以及自我实现需求。需求层次理论是养老服务业发展的重要理论基础，养老服务需求既包括吃、住、洗浴等这种低层次的基本生理需求，也包括健康保障、相互尊重以及自我价值实现的高层次需求。老年人的身体机能随着年龄的增长不断衰退，对生活也会产生不同层次的需求。

如图 7 - 3 所示，首先是衣食住行等生存所需的最低物质保障。接着是最低层次的日常照料需求。身体机能的退化使得老年人活动不便，若老年人仅靠自己进行日常活动就较为困难，因此满足老年人日常照料需求就是最基本最重要的任务。再进一步是为身体健康产生的医疗康复需求。随着时代的变化，老年人群体中患慢性病者增多，若平时得不到良好的治疗极有可能转为重大疾病，老人希望自己可以在年老时获得有病医治、无病预防的专业医疗服务，保障健康安全。更进一层次的需求为精神养护。由于停止工作或因身体不便退出社会活动，或为孤寡老人、缺少子女的陪伴，心里容易产生强烈的空虚感，孤独感、不幸福感增加，这时候就需要更高层次精神慰藉服务。紧接着是社会参与需求，在身体状况允许的情况下老年人的社会参与度上升，精神状况也会更佳。最后是尊重和自我实现的需求。老年人虽然身体机能下降，但是也希望体面地、有尊严地走完最后的生命历程。

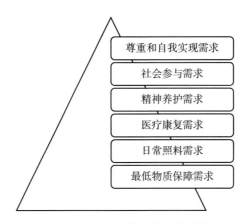

图 7 - 3　医养融合养老保障需求层次

随着人口深度老龄化的来临，老年人口规模逐渐扩大，生活水平的提高也使得人们更加注重健康，医养结合照护服务、老年人精神及心理慰藉服务、老年人再就业服务等需求逐渐扩大，这些与马斯洛的需求层次理论十分吻合。医养结合服务基于老人多层次需求，让老人在可以享受到方便放心的养老服务的同时，提供更专业、全面的生活照料服务、医疗照护服务和精神慰藉服务，真正实现老有所养，老有所依。

二、计量模型

养老机构是否提供医养融合养老保障是分类变量，所以本章根据数据特点，直接将是否提供医养融合养老保障设为二分类变量，采用 Probit 模型进行分析。Probit 模型是一种非线性模型，服从正态分布，是目前应用最广的模型。由于本章的被解释变量提供医养融合养老保障是二元变量，所以该 Probit 模型的一般形式如下：

$$y_i^* = \alpha + \beta s_i + \gamma X_i + \varepsilon_i, \quad y_i = \begin{cases} 1, & y_i^* > 0 \\ 0, & y_i^* \leq 0 \end{cases} \qquad (7-1)$$

其中，y_i^* 表示养老机构提供医养融合养老保障的潜变量。当 $y_i^* > 0$ 时，$y_i = 1$，否则 $y_i = 0$。s_i 表示被调查的养老机构的身份，X_i 为一系列控制变量。α、β、γ 为待估参数，ε_i 为随机扰动项。在进行实证分析时逐次加入自变量，分析各自变量与因变量的相关性，来找到影响因变量的关键因素，得出相应的结论来指导我们的实践活动。

第四节　实证结果

一、基础模型

本章运用 Probit 模型实证分析机构选择医养融合养老保障的影响因

素，是否提供医养融合养老保障为本章实证分析的因变量，其他所有相关因素作为自变量放入 Probit 模型中，分析各因素对提供医养融合养老保障影响的显著性，并作为基础模型。如表 7－5 所示，采取逐步回归的方法，首先输入基本特征，其次加入人员特征，最后将基本特征、人员特征和运营特征全部放入自变量体系中，目的是观测自变量对因变量影响的稳定性。

表 7－5　机构选择医养融合养老保障的影响因素的 Probit 回归结果

医养融合养老保障		模型（7.1）		模型（7.2）		模型（7.3）	
		系数值	标准差	系数值	标准差	系数值	标准差
基本特征	机构性质（对照组：营利性机构）民办非营利性机构	0.1545	0.1998	0.0532	0.2311	－0.0386	0.2445
	公办公营机构	0.1762	0.2873	0.2110	0.3231	0.2260	0.3471
	举办主体（对照组：个体）医疗机构、公司、国企事业单位及其他	0.2108	0.2010	0.1881	0.2374	0.0573	0.2500
	政府机构	0.4563 ***	0.2641	0.7408 ***	0.3016	0.6190 ***	0.3262
	房屋来源（对照组：自建）自购、租赁	0.0188	0.2142	0.1495	0.2535	0.3320	0.2856
	其他	0.1016	0.2011	0.2725	0.2347	0.3158	0.2574
	机构开始运行时间	－0.0169 *	0.0099	－0.0179 **	0.0111	－0.0157	0.0114
人员特征	在职职工数	—	—	－0.0103	0.0146	－0.0360 **	0.0210
	在职医生数	—	—	1.2222 ***	0.1845	1.1150 ***	0.2196
	完全不能自理老人数	—	—	0.0135 **	0.0064	0.0107	0.0077
	老人平均年龄	—	—	－0.0095	0.0171	－0.0114	0.0186
运营特征	土地成本	—	—	—	—	0.0000	0.0000
	设备成本	—	—	—	—	0.0000	0.0000
	自理老人收费额	—	—	—	—	－0.0004 *	0.0002
	不能自理老人收费额	—	—	—	—	0.0001	0.0001
	上年支出金额	—	—	—	—	0.0000 ***	0.0000

医养融合养老保障	模型（7.1）		模型（7.2）		模型（7.3）	
	系数值	标准差	系数值	标准差	系数值	标准差
运营特征 上门服务	—	—	—	—	0.4237 ***	0.2148
运营特征 到医院的开车距离	—	—	—	—	0.0535	0.1482
运营特征 在职职工月平均工资水平	—	—	—	—	0.0002	0.0001
运营特征 医生月平均工资	—	—	—	—	0.0001 **	0.0001
运营特征 护士月平均工资	—	—	—	—	−0.0001	0.0001
常数项	0.1720 *	0.2685	0.1703	1.3031	0.0701	1.3578
观测量	309	—	309	—	309	—

注：*** 、** 和 * 分别表示在1%、5%和10%的统计水平下显著。

结合表7-5可以得出，政府机构作为医疗和养老服务的举办主体时对医养融合养老保障的影响保持在99%的水平之上，且系数值分别为0.4563、0.7408和0.6190，说明政府机构是促进医养融合的重要力量。接着是机构开始运行时间，该自变量在第一次和第二次回归分析中均有较为显著的相关性，系数值分别为−0.0169和−0.0179，由此得出并不是成立越久的机构越有可能提供医养融合服务，反而是新成立的机构越愿意加入提供医养融合服务的队伍中。此外，在职医生数是机构提供医养融合服务考虑的重要因素之一，与提供医养融合服务的相关性高于99%，除第一次回归没有加入该变量之外，第二次和第三次回归的系数值均稳定在1.2左右，说明医生作为提供医疗服务的来源，在职医生数越多，机构提供医养融合服务的动力越大。

运营情况作为本章研究的自变量体系中占比最大的一部分，共有四个自变量与提供医养融合服务有不同程度的相关性。第一个是自理老人收费额，第二个是上年支出金额，第三个是上门服务情况，第四个是医生月平均工资。自理老人收费额在一定程度上会影响医养融合服务的提供，但是仅在10%的置信区间上显著。上年支出金额与提供医养融合服务的相关性高达99%以上，对于机构而言，选择提供医养融合养老保障服务远比只提供两者中的一个投入要大，但是在人口老龄化程度加深和患慢性病人群扩大的背景下，进行医养融合转型是很多机构的必然选择。接着，提供上门服务与医养融合服务的相关性也在99%之上。上门服务是现代老年人居家养老或者社区养老的需求之一，上门服务可以给老年人提供生活和就医等各方面的便利，让老人不出门就可以进行简单的身体检查，使得老年人因小病和慢性病就诊更加便利。

医生是医疗服务的提供者，是医养融合服务保障的关键一环。由表7-5可知，医生月平均工资与提供医养融合服务在95%的置信区间上有很强的相关性，系数值为0.0001，得出结论为医生月平均工资越高，医养融合养老保障发展得会越好。原因在于提供医养融合服务的为基层社区医生，然而我国目前分级诊疗制度下基层医生数量并不充足，提高医养融合服务相关医生的工资是增强基层医疗服务岗位吸引力的有效方式。基层医生工资水平提高使得基层医生数量增多，才有利于机构医养融合养老保障服务的开展。

二、异质性分析

表7-6主要分析的是不同性质的机构选择医养融合养老保障的影响因素，运用的是Probit模型。自变量相同的情况下，模型（7.4）展示的是营利性机构的情况，模型（7.5）展示的是民办非营利机构相关情况，模型（7.6）是公办公营机构选择医养融合养老保障时相关因素的影响情况。

首先是营利性机构的相关情况。以个体为对照组，医疗机构、公司、国有企业和事业单位对提供医养融合服务的影响高于99%。相较于个体，医疗机构、公司、国企和事业单位有较强的资金实力，医疗机构更是有较为充足的医疗资源。由这些单位提供医养融合服务的目的是满足社会的需

表 7 – 6　　不同性质的机构选择医养融合养老保障的影响因素分析：

Probit 模型估计结果

医养融合养老保障		营利性机构		民办非营利性机构		公办公营机构	
		模型（7.4）		模型（7.5）		模型（7.6）	
		系数值	标准差	系数值	标准差	系数值	标准差
基本特征	举办主体（对照组：个体）	医疗机构、公司、国企事业单位及其他	− 5.7620 ***	3.3520	0.4074	0.3153	0.1845	0.2278
		政府机构	− 3.5838	2.6959	1.0334 **	0.5550	1.7347 ***	0.6668
	房屋来源（对照组：自建）	自购、租赁	10.0304 **	5.5744	− 0.0074	0.3737	0.0000	0.0000
		其他	8.1134	4.9930	− 0.1167	0.4183	1.2876 ***	0.6117
	机构开始运行时间		0.6956 **	0.3923	− 0.0450 **	0.0231	− 0.0564 ***	0.0223
人员特征	在职职工数		0.5884 *	0.3456	− 0.0459 *	0.0291	− 0.2049 **	0.1048
	在职医生数		4.1110 **	2.1176	1.4131 ***	0.3545	2.2294 ***	0.9163
	完全不能自理老人数		0.0396	0.0592	0.0165	0.0108	0.0607 *	0.0385
	老人平均年龄		− 0.2937 **	0.1458	0.0013	0.0271	− 0.0170	0.0553
运营特征	土地成本		0.0000	0.0000	0.0000	0.0000	0.0000	0.0000
	设备成本		0.0000	0.0000	0.0000	0.0000	0.0000	0.0000
	自理老人收费额		0.0016	0.0022	− 0.0006 ***	0.0003	− 0.0033 **	0.0018
	不能自理老人收费额		− 0.0006	0.0015	0.0002	0.0002	0.0000	0.0005
	上年支出金额		0.0000	0.0000	0.0000 **	0.0000	0.0000 ***	0.0000
	上门服务		7.3956 ***	3.2841	0.0561	0.3045	0.0252	0.8833
	到医院的开车距离		− 0.3547	1.0203	0.0005	0.2795	− 0.2884	0.3063
	在职职工月平均工资水平		− 0.0029 **	0.0016	0.0001	0.0002	0.0013 **	0.0006
	医生月平均工资		0.0006	0.0005	0.0002 *	0.0001	− 0.0003	0.0005
	护士月平均工资		− 0.0010	0.0007	− 0.0003 **	0.0001	0.0003	0.0005
常数项			12.8300 **	7.3156	− 0.1190 **	2.0566	0.6985 **	3.6024
观测量			61	—	177	—	70	—

注：*** 、** 和 * 分别表示在 1%、5% 和 10% 的统计水平下显著。

求，服务质量更高、价格也更加合理，民众更愿意选择由医疗机构和国企、事业单位提供的医养融合服务，对营利性机构的冲击较大。接下来我们考虑到不同的房屋来源对营利性机构的影响，从表7-6可以看出，自购、租赁房屋与营利性机构提供医养融合服务为95%以上的正相关关系，系数值为10.0304。营利性机构的在职医生数与机构是否提供医养融合服务高度相关，考虑受益最大化，营利性机构会使医生发挥最大的作用，从而促使医养融合养老保障服务越办越好。

其次是民办非营利性机构的实证研究情况。由表7-6可知，在基本特征方面，政府机构对民办非营利机构选择医养融合养老保障有促进作用，系数值为1.0334，二者在95%的置信区间上有相关性。医养融合养老保障是一项民生工程，政府有义务在做好兜底保障的同时加大在这方面的投入，这样才能激发民办非营利机构选择医养融合养老保障的动力。与营利性机构一样，在职职工数和在职医生数对民办非营利机构的医养融合养老保障的选择都有很强的相关性，尤其是在职医生数对机构选择的影响最大，在1%的水平以上显著，系数值为1.4131。

运营特征方面有四个自变量的影响显著，分别是自理老人收费额、上年支出金额、医生月平均工资水平和护士月平均工资。自理老人收费额对民办非营利机构的影响为负相关，系数值为-0.0006，相关性大于99%，自理老人收费额越高的情况下民办非营利机构提供的医养融合服务越不理想。自理老人收费额越高，人们选择到提供医养融合服务机构中养老的可能性越低。支出金额是体现机构运行状况的最直观的指标，从表7-6中可以看出，上年支出金额与民办非营利机构选择医养融合之间的相关性在5%的统计水平下显著。支出金额越大意味着民办非营利机构在医养方面的投入越多，也代表机构愿意继续发展相关服务，选择医养融合养老保障的可能性也越大。

医生月平均工资水平和护士月平均工资对民办非营利机构的医养融合服务选择影响显著。医生月平均工资对民办非营利机构的影响在10%的统计水平下显著，系数值为0.0002，得出与表7－5相同的结论，医生月平均工资水平提高对医养融合服务的发展有促进作用。但是护士月平均工资与民办非营利机构的医养融合服务发展之间却有负相关关系，其影响在95％的置信区间上显著。医养融合服务需要的护士人数远远大于对医生的需求，若是护士月平均工资上涨，对于机构来说是不小的压力。

最后是公办公营机构选择医养融合养老保障的相关情况。据表7－6可得，政府机构依然是促进医养融合服务发展的动力源，在职医生数也是公办公营机构选择医养融合养老保障模式必须考虑的因素。自理老人收费额与公办公营机构的医养融合服务发展呈显著的负相关关系，上年支出金额对于公办公营机构和民办非营利机构的影响是一样的。运营特征方面，在职职工月平均工资水平对公办公营机构的影响在5％的统计水平下显著，系数值为0.0013，可以得出提高职工工资水平是促进医养融合发展的有效手段。

表7－7主要分析各类因素对不同主体的机构选择医养融合养老保障的影响。本次调查共有133家个体承办的养老机构，模型（7.7）展示的是这些机构选择医养融合养老保障情况，可以看出在职医生数依然是影响机构医养融合发展的重要因素之一。在职医生数对个体主办的医疗机构选择医养融合服务的影响在1％的统计水平下显著，系数值为1.8947，说明在职医生数越多的机构选择医养融合养老保障的可能性越大。因此要加强对医生的培养，更要注重基层医生的数量和质量问题，只有这样才能为老年人提供更好的临床救治与临终关怀。

与表7－5、表7－6不同，老人平均年龄与个体养老机构医养融合服务选择在90％的置信区间上呈现相关性，系数值为－0.0564，由此我们认为在入住老人平均年龄较高的情况下，个体主办的养老机构不愿意提供医养融合服务。究其原因在于老年人年纪越大身体素质会降低，养老机构在提供医疗和养老服务时会承担更大的成本和风险，而个体承办的养老机构的风险承受能力是有限的，并且养老机构提供医疗服务的能力低于专业

表 7 - 7　不同主体的机构选择医养融合养老保障的影响因素分析：

Probit 模型估计结果

医养融合养老保障			个体		医疗机构、公司、国企事业单位及其他		政府机构	
			模型（7.7）		模型（7.8）		模型（7.9）	
			系数值	标准差	系数值	标准差	系数值	标准差
基本特征	机构性质（对照组：营利性机构）	民办非营利性机构	− 0.3429	0.4259	0.2796	0.4331	1.2435	0.9977
		公办公营机构			0.3113	0.5531	2.1068 **	1.0954
	房屋来源（对照组：自建）	自购、租赁	− 0.3526	0.4410	0.6476	0.6064	0.3144	0.2972
		其他	− 0.2449	0.6430	0.4360	0.4875	1.7261 ***	0.8002
	机构开始运行时间		− 0.0281	0.0366	− 0.0079	0.0174	− 0.0230	0.0314
人员特征	在职职工数		− 0.0254	0.0393	− 0.0206	0.0333	− 0.1742	0.1403
	在职医生数		1.8947 ***	0.4469	0.6872 ***	0.3426	1.1506	0.7305
	完全不能自理老人数		0.0029	0.0149	0.0123	0.0120	0.0435	0.0434
	老人平均年龄		− 0.0564 *	0.0329	0.0210	0.0368	− 0.0018	0.0607
运营特征	土地成本		0.0000	0.0000	0.0000	0.0000	0.0000	0.0000
	设备成本		0.0000	0.0000	0.0000	0.0000	0.0000	0.0000
	自理老人收费额		− 0.0003	0.0004	− 0.0005	0.0005	− 0.0068 ***	0.0025
	不能自理老人收费额		0.0004	0.0003	0.0001	0.0004	0.0006	0.0005
	上年支出金额		0.0000	0.0000	0.0000	0.0000	0.0000 ***	0.0000
	上门服务		0.5892 *	0.3848	0.0288	0.3766	2.9007 ***	1.1743
	到医院的开车距离		− 0.5579	0.4500	0.8855 **	0.4724	0.0571	0.3495
	在职职工月平均工资水平		0.0004 *	0.0003	0.0000	0.0002	0.0004	0.0006
	医生月平均工资		0.0001	0.0001	0.0002 **	0.0001	0.0000	0.0004
	护士月平均工资		− 0.0002	0.0001	− 0.0001	0.0002	0.0008 *	0.0005
常数项			3.4673	2.3737	− 2.9330	2.8098	1.2958	4.1286
观测量			133	—	97	—	77	—

注：***、** 和 * 分别表示在 1%、5% 和 10% 的统计水平下显著。

的医疗机构，所以老年人平均年龄越大机构越不愿意提供医养融合服务。

如模型（7.8）所示，这次调查研究中共有97家医疗机构、公司、国企事业单位所经营的养老机构，在职医生数对这些养老机构产生的影响也在1%的统计水平下显著，系数值为0.6872，依然是正相关关系。到医院的开车距离影响这类主体选择是否提供医养融合服务，两者的相关性在5%的统计水平下显著，系数值为0.8855。养老机构距离医疗机构越远，老年人就诊就会不便利。在慢性病和深度老龄化的影响下，老年人对于养病和养生的需求大幅度提升，因此需要养老机构也可以提供医护和陪护服务，所以养老机构的成本就会增加。在人力、物力条件不具备的情况下，养老机构选择不提供医养融合养老保障服务。

此次调查共涉及77家政府机构主办的养老机构，模型（7.9）展示的是政府机构主办的养老机构在面对选择医养融合服务时受到的各因素影响状况。政府主办的公办公营养老机构选择医养融合的可能性较大，二者在95%的置信区间上相关性较大，系数值为2.1068。在我国，医养融合养老保障是一项重大的民生工程，公办公营的养老机构的运营由政府负责，理应率先进入医养融合养老保障体系中。同表7-5、表7-6一样，自理老人收费额和上年支出金额对政府机构下的公办公营养老机构产生显著影响，均在1%的统计水平下显著，自理老人收费额与机构的决定呈负相关。运营情况方面，上门服务与该类型机构的医养融合服务决定的相关性在1%的统计水平下显著，系数值为2.9007，说明提供上门服务的公办公营机构更愿意提供医养融合服务。此次调查中，共有83家机构提供上门服务，其中政府主办的养老机构有17家，这些机构较其他机构更倾向于提供医养融合服务。

表7-8关注的是房屋来源对机构选择医养融合养老保障的影响，如表中所示，将房屋来源分为三类，分别是自建、自购和租赁及其他，其他包括公建民营和小区配套。模型（7.10）展示的是养老机构在房屋是自己修建的情况下，选择医养融合养老保障的影响因素分析；模型（7.11）

表 7 - 8　房屋来源不同的机构选择医养融合养老保障的影响因素分析：

Probit 模型估计结果

医养融合养老保障			自建		自购、租赁		其他	
			模型（7.10）		模型（7.11）		模型（7.12）	
			系数值	标准差	系数值	标准差	系数值	标准差
基本特征	机构性质（对照组：营利性机构）	民办非营利性机构	- 0.4625	1.0287	- 0.1665	0.4452	- 0.2781	0.4283
		公办公营机构	- 0.2398	1.0601	0.4282	0.4926	0.6945	0.5287
	举办主体（对照组：个体）	医疗机构、公司、国企事业单位及其他	- 0.5006	0.6801	0.7767 *	0.4867	0.3488	0.5357
		政府机构	0.2598	0.7438	0.0000	0.0000	0.9297 *	0.6071
	机构开始运行时间		- 0.0111	0.0214	- 0.0417	0.0407	- 0.0038	0.0175
人员特征	在职职工数		- 0.0473	0.0484	- 0.0777 **	0.0436	0.0236	0.0469
	在职医生数		1.0091 ***	0.4108	1.6690 ***	0.4642	1.6029 ***	0.5484
	完全不能自理老人数		0.0133	0.0166	0.0260 *	0.0174	- 0.0125	0.0157
	老人平均年龄		- 0.0003	0.0396	- 0.0286	0.0343	0.0346	0.0412
运营特征	土地成本		0.0000	0.0000	0.0000	0.0000	0.0000	0.0000
	设备成本		0.0000	0.0000	0.0000	0.0000	0.0000 *	0.0000
	自理老人收费额		- 0.0022 **	0.0012	- 0.0002	0.0004	- 0.0003	0.0006
	不能自理老人收费额		0.0005	0.0006	0.0001	0.0002	- 0.0001	0.0004
	上年支出金额		0.0000 ***	0.0000	0.0000	0.0000	0.0000	0.0000
	上门服务		0.6671	0.6083	0.5542	0.4158	0.4651	0.3778
	到医院的开车距离		- 0.1340	0.2472	0.2490	0.4807	0.1760	0.3463
	在职职工月平均工资水平		0.0005 *	0.0003	0.0002	0.0004	- 0.0001	0.0002
	医生月平均工资		0.0000	0.0000	0.0001	0.0001	0.0000	0.0001
	护士月平均工资		- 0.0001	0.0002	- 0.0002	0.0002	0.0002	0.0002
常数项			0.3376	2.9779	1.4766	2.5098	- 3.1822	2.8927
观测量			95	—	102	—	109	—

注：***、** 和 * 分别表示在 1%、5% 和 10% 的统计水平下显著。

主要是自购、租赁房屋的机构选择医养融合养老保障的情况；模型（7.12）是其他情况下的机构选择是否提供医养融合养老服务时各因素产生的影响情况。

　　首先，当机构所用房屋为自己修建的时候，对机构选择医养融合服务印象最显著的为在职医生数、自理老人收费额、上年支出金额和在职职工月平均工资水平。在职医生数与该类机构选择医养融合养老保障的关系在1%的统计水平下显著，系数值为1.0091，依旧是正相关关系。医养融合机构需要一支包括临床医生、康复医生、心理医生、护士、护理员在内的专业团队，但是目前医养融合机构的专业人才队伍存在较大缺口，要加快健全专业医养人员职业发展体系，该结论与前面表格的结论保持一致。由表7-8可知，自理老人收费额对机构会产生负面影响，且二者在5%的统计水平下显著。老年人享受医养融合服务的成本随着收费额的增长而增长，那么部分老年人会选择不到这些机构去养老，机构的客户就会减少，因此在收费额增高的情况下，机构可能会暂缓提供医养融合服务。上年支出金额与该类型机构的选择的相关性在99%的置信区间上显著。在职职工月平均工资水平与自建房屋的养老机构在选择医养融合养老保障时的相关性大于95%。

　　其次，房屋是自购和租赁时，以个体主办的养老机构为对照组，考虑不同举办主体的医疗机构运行状况，医疗机构、公司、国企事业单位及其他类型的机构会更愿意选择提供医养融合养老保障服务，该结论与前面的表7-6的结论一致。在职医生数和在职职工数与这类主体的选择也会产生高度相关性，值得注意的是，在职职工数在这里产生的是负相关关系。在职职工数增长的情况下，机构的运营成本会上升，若在职职工中没有充足的医养专业人员，机构不会选择转型到医养融合养老保障。当机构所用房屋是公建民营、小区配套等其他情况时，以个体为对照组，政府主办的养老机构与选择医养融合服务之间的关系在10%的统计水平下显著，系数值为0.9297，呈正相关关系。在职医生数与这类机构的显著性与前述表格一样，都在99%的置信区间上高度相关，系数值高达1.6029。如表7－8所示，设备成本也会影响政府主办养老机构的医养融合服务选择，二者之间在90%的统计水平下相关。

最后，是否提供上门服务是养老机构服务质量更进一步地表现，也是养老格局走向多元化的标志。上门服务可以为独居老人、高龄老人和需要介护、介助的老人提供尽量满足老人个性化的服务需求，其中部分人群的居家养老上门服务由政府购买，并扩大农村居家养老上门服务的覆盖面，以此来减轻老年人的养老和生活负担。提供上门服务的养老机构若选择医养融合养老保障，该机构的服务将更加全面，政府为提供上门服务和医养融合服务的机构提供税收优惠的同时，鼓励和支持各类市场主体增加养老服务供给。

表7－9依据是否提供上门服务将被调查机构分为两类，不提供上门服务的养老机构有226家，提供上门服务的有83家。如表中所示，首先是基本特征方面，不提供上门服务的机构在选择医养融合养老保障时，公办公营机构发挥作用较为显著，在95%的置信区间上高度相关；机构开始运行时间对机构的医养融合养老保障决定的影响在1%的统计水平下显著，系数值为－0.0323，说明成立时间较短的机构更愿意加入提供医养融合服务的队伍中。接着是人员特征方面，在职职工数与机构的选择呈负相关关系，系数值为－0.0642；在职医生数高度影响机构的决定，相关性在99%的置信区间上显著，系数值为1.5594。运营特征方面，上年支出金额对机构选择医养融合养老保障的影响在1%的统计水平下显著，该结论与前述表格结论一致。

模型（7.14）展示的是提供上门服务情况的机构在选择医养融合养老保障时各因素对其产生的影响。如表7－9所示，自理老人收费额和不能自理老人收费额对这类机构选择时影响最为显著。自理老人收费额对机构产生的影响在1%的统计水平下显著，系数值为－0.0029，说明自理老人收费额越高，机构选择医养融合养老保障的积极性越低。不能自理老人

表7-9　上门服务不同的机构选择医养融合养老保障的影响因素分析：

Probit 模型估计结果

医养融合养老保障			不提供上门服务		提供上门服务	
			模型（7.13）		模型（7.14）	
			系数值	标准差	系数值	标准差
基本特征	机构性质 （对照组：营利性机构）	民办非营利性机构	0.3668	0.3114	-1.1203	0.7465
		公办公营机构	0.7053 **	0.4242	-0.5864	1.0004
	举办主体 （对照组：个体）	医疗机构、公司、国企事业单位及其他	0.2126	0.3217	-0.8103	0.7381
		政府机构	0.3585	0.4030	0.4168	1.0446
	房屋来源 （对照组：自建）	自购、租赁	0.1731	0.3392	-0.9256	1.0969
		其他	0.2447	0.3148	-0.1005	0.8790
	机构开始运行时间		-0.0323 ***	0.0142	0.0686	0.0739
人员特征	在职职工数		-0.0642 **	0.0328	-0.0105	0.0449
	在职医生数		1.5594 ***	0.3123	0.4008	0.5268
	完全不能自理老人数		0.0088	0.0103	0.0249	0.0196
	老人平均年龄		-0.0256	0.0224	0.0614	0.0582
运营特征	土地成本		0.0000	0.0000	0.0000	0.0000
	设备成本		0.0000	0.0000	0.0000	0.0000
	自理老人收费额		-0.0003	0.0003	-0.0029 ***	0.0013
	不能自理老人收费额		-0.0001	0.0002	0.0012 *	0.0008
	上年支出金额		0.0000 ***	0.0000	0.0000	0.0000
	到医院的开车距离		0.1058	0.1736	-0.1716	0.4267
	在职职工月平均工资水平		0.0002	0.0002	0.0004	0.0004
	医生月平均工资		0.0001	0.0001	0.0002	0.0002
	护士月平均工资		-0.0001	0.0001	-0.0003	0.0003
常数项			1.0058	1.6100	-2.9670	4.3040
观测量			226	—	83	—

注：***、** 和 * 分别表示在1%、5%和10%的统计水平下显著。

收费额提升的情况下，机构可能偏向于提供医养融合服务，提供上门服务的养老机构愿意尽早进入这一市场，这一相关性在90%的置信区间上显著。

三、稳健性检验

表7-10是与表7-5相对应的稳健性检验，表7-10运用的是Logistic模型，因变量依然是是否提供医养融合服务，自变量与表7-5中的自变量体系一一对应。此次分析采取逐步加入的方法，模型（7.15）涉及的自变量均属于机构的基本特征，模型（7.16）的自变量比模型（7.15）多了与人员特征的相关变量，模型（7.17）在模型（7.16）的基础上多了与运营特征相关的变量，每个模型的观测量均为309个。逐次回归后，由表7-10可知，政府机构、机构开始运行时间、在职医生数、完全不能自理老人数、自理老人收费额、上年支出金额、上门服务和医生月平均工资与机构选择医养融合养老保障有较高的相关性。表7-10的结论与表7-5的结论保持一致，说明本章所涉及的自变量体系与选择医养融合养老保障确实存在相关性，且自变量体系和所用模型不存在问题。

基本特征部分，与选择医养融合养老保障有较强相关性的自变量有政府机构、机构开始运行时间。政府机构在三次回归中与因变量的相关性分别在1%、1%和5%的统计水平下显著，系数值分别为2.1056、3.2985和2.6719。在表7-5的基础模型中，政府机构对因变量的影响均在1%的统计水平下显著，而且也都是正相关关系。机构开始运行时间与因变量的关系在10%的统计水平下显著，系数值为0.9702，为正相关关系。人员特征的相关性可由模型（7.16）和模型（7.17）看出，在职医生数对养老机构选择提供医养融合服务的影响均在1%的统计水平下显著，二者呈正相关关系，系数值分别为7.9615、6.8528。该结论与前述所有模型保持一致，发展医养融合养老保障要强化人才队伍建设，鼓励医生从事医

表 7-10　机构选择医养融合养老保障的影响因素的 Logistic 回归结果

医养融合养老保障		模型（7.15）		模型（7.16）		模型（7.17）	
		系数值	标准差	系数值	标准差	系数值	标准差
基本特征	机构性质（对照组：营利性机构） 民办非营利性机构	1.2711	0.4139	1.0893	0.4240	0.9782	0.4080
	公办公营机构	1.3101	0.6191	1.4629	0.7903	1.5449	0.9008
	举办主体（对照组：个体） 医疗机构、公司、国企事业单位及其他	1.4027	0.4552	1.4188	0.5741	1.1191	0.4828
	政府机构	2.1056***	0.9163	3.2985***	1.6691	2.6719**	1.4843
	房屋来源（对照组：自建） 自购、租赁	1.0199	0.3512	1.2755	0.5451	1.7657	0.8626
	其他	1.1762	0.3847	1.4960	0.5908	1.6638	0.7280
	机构开始运行时间	0.9728	0.0156	0.9702*	0.0187	0.9734	0.0191
人员特征	在职职工数	—	—	0.9688	0.0240	0.9390*	0.0360
	在职医生数	—	—	7.9615***	2.5973	6.8528***	2.6592
	完全不能自理老人数	—	—	1.0213*	0.0111	1.0182	0.0136
	老人平均年龄	—	—	0.9819	0.0279	0.9781	0.0312
运营特征	土地成本	—	—	—	—	1.0000	0.0000
	设备成本	—	—	—	—	1.0000	0.0000
	自理老人收费额	—	—	—	—	0.9993**	0.0004
	不能自理老人收费额	—	—	—	—	1.0001	0.0003
	上年支出金额	—	—	—	—	1.0000***	0.0000
	上门服务	—	—	—	—	2.1803***	0.8293
	到医院的开车距离	—	—	—	—	1.1221	0.2917
	在职职工月平均工资水平	—	—	—	—	1.0003	0.0002
	医生月平均工资	—	—	—	—	1.0002*	0.0001
	护士月平均工资	—	—	—	—	0.9998*	0.0002
常数项		1.3402*	0.5820	1.6235	3.5457	1.2814	2.9827
观测量		309	—	309	—	309	—

注：***、** 和 * 分别表示在 1%、5% 和 10% 的统计水平下显著。

养融合相关服务，制定特殊岗位津贴政策来为医养融合养老保障吸引人才。

运营特征相关自变量的影响从模型（7.17）可以看出，自理老人收费额对因变量的影响在95%的置信区间上显著，上年支出金额与因变量的相关性在1%的统计水平下显著。这两个自变量说明收支状况是机构是否转型的必然考虑的因素，收费是机构盈利的来源，支出很大程度上代表了机构的成本，有利可图是机构维持运行的必要条件。提供上门服务的养老机构更愿意提供医养融合养老保障，二者相关性在1%的统计水平下显著，系数值为2.1803，政府机构的补贴和优惠政策会给机构增添助益。

第五节　本章小结

从上述实证分析发现：首先，现阶段缺乏医养融合养老保障服务评估标准。对于医养融合养老保障服务如何开展、奖惩机制以及运作的标准没有详细的规定，医养融合机构只能摸索前进，大大降低了医养融合养老保障的推进效率。由于没有明确的评估标准，无法准确评估养老机构提供医养融合养老保障服务的质量，也就无法有效监督医养融合机构的运营和管理。调查时不难发现部分养老机构的设施形同虚设，资源浪费现象严重，且存在卫生环境、服务质量不达标的问题，损害了已经入住养老院的老人的利益，不利于机构医养融合养老保障服务的开展和形象的树立。目前国家放开了医养结合机构建立的门槛，为避免鱼龙混杂的局面、保护老年人的利益，更应该规范医养融合养老保障的市场运行秩序。

其次，医养融合专业人员匮乏。在这次调查时可以发现，高质量医养护理人员稀缺，部分养老机构甚至没有配备专业的医生，无法满足老人多层次的医疗养老护理需求。究其原因在于机构无法给专业医养护理人员稳定的薪资待遇和社会认同度，养老机构的发展空间和工作条件也不如公办医院，因此优质医护人员不愿到养老机构就职。我国各医学院普遍未开设与医养融合和老年人医护管理、服务相关的课程和专业，专业医护人员储备严重不足。在岗工作人员的在职培训机制尚不健全，没有专业的员工培训方案，不利于为老人提供专业的医养融合养老保障服务。

再次，老年人收入较低导致对医养融合养老保障需求层次较低。此次调查显示，医养融合养老机构的自理老人收费平均水平为1365元，不能自理老人收费额要高于自理老人收费水平。但是调查时发现老年人的收入主要来自存款、退休金、养老金以及子女补贴，其中一部分老年人没有退休金，农村老年人的养老金水平过低仅能满足最低生活需要。但是老年人年龄增大，患慢性病的人居多，部分能自理和完全不能自理的老人所占比重较大，需要支付医疗费用的同时再加上日常生活开支，养老负担大，生活质量有待提高。收入水平低是部分老年人没有入住医养融合养老机构的主要原因，但他们本应是医养融合养老保障的主要服务对象。

最后，医养融合养老保障服务精准性差且智能化水平低。随着互联网及信息技术的发展，生活水平的提升，老年人接触的事物也变得更加丰富，需求也呈现多样化和高层次状态。在此次调查中我们发现可以自理的老人、部分可以自理的老人和完全不能自理老人的医疗和养老需求并不相同，身体状况较差的老人对于医疗服务、日常康复训练和专业护理服务的需求较大，身体状况好的老年人更加重视精神需求的满足和自我实现的需要。但是一方面医养融合养老保障机构存在设备闲置问题，另一方面老年人找不到适合自己的机构。调查时发现大多数医养融合养老保障机构智能化设备配备并不充分，不能全面掌握老年人的身体状况，也不能有针对性地根据老人的需求做出服务方案。

第八章　结论与建议

第一节　结　　论

一、医疗资源和养老资源没有实质性融合

当前，我国医养融合制度发展不完善，医疗资源和养老资源没有实质性的融合。尽管我国在医疗资源和养老资源的融合层面出台了许多政策，但是目前医疗资源和养老资源并没有实质性的融合。主要是因为我国的医疗服务和养老服务分属于不同的政府部门，医疗服务归属于国家卫生健康委员会，养老服务归属于民政部。多重部门权利的割据造成了政策的难以协同，阻碍了医疗和养老部门之间信息共享，降低了医养融合的效率。另外我国在城乡之间实行不同的医疗和养老保障制度，导致城乡之间的医疗资源和养老资源存在差距，降低医养融合的效率。医养融合养老模式受限于部门工作以及城乡资源差距难以协调、政策难以衔接，医疗资源和养老资源没有实质性的融合，导致医养融合养老模式缓滞发展。

二、医养融合服务专业医护人员缺乏

医养融合服务中，医疗服务的要求最高。对于服务提供方是医院的医养融合服务机构来说，服务人员的专业素养较高，但是在其他机构养老的模式下，专业医疗服务人员匮乏的问题依旧十分突出。对于大型的养老机构而言，在院内开设医疗门诊服务，需要有资历的医生入驻。除了医生的支持外，还需要大量具备相关执业资格的护理人员。此外，由于服务对象的特殊性，从业人员要有耐心和爱心，要求具备完善的专业知识和丰富的临床经验。而现实情况是，社会上为老年人提供医疗护理、具有专业能力的护理人员严重缺乏，制约了医养融合护理机构的发展和壮大。

三、医养融合服务机构数量少

当前，政府评定的开展医养融合服务机构数量较少。尽管政府出台了许多政策促进养老机构发展医养融合服务，但由于多方面因素的限制，很多优惠政策不能完全落实，政策支持力度十分有限，导致目前我国医养融合服务机构数量较少。同时，资金不足也是阻碍我国发展医养融合服务机构的重要因素，养老机构设置医疗机构需要较多的资金，医疗机构设置养老服务也需要较多的资金。尽管政府给予一定的资金扶持，但对于民办养老机构来说，政府的扶持并不能有效解决其资金问题，民办养老机构并不愿意发展医养融合服务，导致医养融合服务机构较少。另外，没有构建对机构养老服务的监督体系使得医养融合服务的质量提升缓慢，这对于老人的健康状况的改善是低效的。

四、健康状况的好坏显著影响医养融合参与意愿

老年人健康状况的好坏显著影响对医养融合的参与意愿，健康状况越差，则参与意愿越强。本书将老年人的劳动能力以及生活自理能力作为衡量其健康状况的指标。从劳动能力来看，对于从事劳动比较困难的老年人来说，没有劳动困难的显著性高，但其系数值为负，说明越有困难，则对医养结合机构的参与意愿越强烈。从生活自理能力来看，老年人的生活自理能力越有困难，对医养结合机构的参与意愿越强烈。老年人随着年龄的不断增加，生理功能开始减退，疾病种类增加，对医疗和生活护理的需求不断提高。此时，参与医养融合服务，可以照料其晚年生活，减轻家庭的负担。

五、医保的报销比例影响医养融合参与意愿

医保的报销比例影响老年人医养融合的参与意愿，医保报销比例越高，老年人参与医养融合的意愿越强烈。根据上文实证分析可知，老年人的报销比例在46%以上时，报销比例越高，参与医养结合机构的意愿越强烈，且在5%的水平下显著，而报销比例低于46%时，对于医养结合机构的参与意愿并无较为显著的影响。老年人参与不同的医保，则会存在不同的医保报销比例，而且老年人不同的病情，也可能出现不同的报销比例。医保报销比例越高，老年人在看病方面的支出就较少，会投入更多的精力和金钱在晚年的养老方面。而医养融合机构既会提供医疗服务也会提供养老服务，满足了老年人的养老需求和医疗需求，老年人更愿意参与医养融合机构。

六、收入是影响医养融合服务支付的重要因素

收入对老年人医养融合服务的支付意愿起到重要作用，当老年人的收入水平越高，其支付意愿越强。本书将收入划分为低收入、中等收入和高等收入，相对于低收入而言，中等收入和高等收入的老年人都会选择参与医养融合服务，且愿意支付更高的费用。添加其他自变量之后，收入对其支付意愿仍存在显著影响，表明收入变量是稳健的。老年人的收入越高，有能力承担更高的支付费用。而且，医养融合结构要价更高的费用，就会提供更好的服务。因此，老年人在收入允许的情况下，会选择支付更高的费用来获得更好的服务。收入对医养融合服务的参与意愿具有显著影响。

七、孤寡老人更倾向选择医养融合服务

老年人对于医养融合服务机构的支付意愿很大程度上会受到家庭情况的影响。家庭情况越差的老年人，越倾向于选择医养融合服务。本书主要用有无子女来衡量老年人家庭情况的好坏。根据上文的实证分析可知，对于有子女的老年人来说，无子女的老人更倾向于选择医养结合服务。有子女的老年人在晚年生活不能自理时，家庭成员可以承担照料人的身份。但是孤寡老人在晚年时期无子女照料，当生活不能自理时，只能寻求政府的帮助。因此，孤寡老人更倾向于选择医养融合服务，医养融合服务不仅可以解决其养老问题，还可以解决其医疗问题，减轻社会和政府的负担。此外，有子女的老年人也会倾向于选择医养融合服务，因为家庭养老会给子女带来巨大的经济和精神压力。

第二节 建 议

医养融合制度是国家在新时代背景下提出的创新养老服务模式。目前我国老龄人口快速发展，高龄化、空巢化、失能化的现象越来越严重。近年来虽然国家大力推动医养融合的发展，但是医养融合机制的很多方面都还在建设的初期，缺少一些具体的实际操作的路径，许多方面也还不健全，还需要有更细致的部署。长期以来，安徽省乃至全国范围内医疗服务和养老服务一直都是相分离的，"养老院里看不了病"与"医院里养不了老"之间矛盾严重，很难切实地满足老年人口的养老和医疗服务需求，不能营造一个全面保障的老年养老体系。因此，加快医养融合养老保障机制的构建和完善，对于全面保障老龄人口生活，全面建成小康社会具有重要意义。通过深入分析安徽省目前医养结合存在的问题，提出以下政策建议。

一、成立以"省长—市长—县长"为负责人的三级医养融合工作组

医养融合制度的构建涉及政府部门比较广，动用政府资源较多。除了财政部门的资金支持，还有民政部门的养老政策，卫生部门的医疗政策，人社部门的社保政策和相应的人力资源政策与之配套等。而实际的操作过程中民政、卫生、人社、财政等部门面对同一问题主张可能存在不同，政绩的导向和目标也不同，行政上又互不隶属，很难形成一股合力。在"医"与"养"的边界上，政府部门职能也存在非常多的重叠或模糊之处，各单位会出现争夺主导权、规避负担和推卸责任等一系列的问题。因此厘清相关部门责任，对医养服务领域管理机制进行创新，让各部门服务

之间更好地联动是我们工作的首要任务和重中之重。

对此，要尽快成立以"省长—市长—县长"为负责人的三级安徽省医养融合养老保障工作组。一方面，省长作为领头人，提供强有力的领导和协调，使人社部门、民政部门、财政部门等政府职能部门横向联系得到大幅度加强。同时对机构服务的对象、服务的范围、具体的机构建设标准、管理的规范等重要问题进行有力决策。另一方面，由于在现今中国，政府行政行为总是以县域为单位开展施行，所以在省级政府制定具体政策，划清部门职能重叠和模糊之处责任后，需要以市县政府为具体推进的操作者，以市长县长为具体推进操作责任人，再向下具体分工负责。统筹协调推进的同时，也避免了争夺主导权、推卸责任现象的发生。

二、发展社区医疗满足老人医护需求

社区卫生服务站是目前我国基层医疗卫生服务体系的基础组成部分和最小单位。社区卫生医疗与护理可以依托社区，有效克服在其他专业的养老机构中产生的情感障碍问题，从而能够对居家养老和社区养老老人的多元化需求进行重要补充，满足他们的不同医护需求。而且社区医护能便利地通过面对面交流等方式向老人和家属传输健康和护理知识，为老人提供后续的一系列服务，也增强对于疾病的预防。近年来社区医疗得到长足发展，但由于时间短，资金、设备和人力资源短缺，发展不平衡，辐射面窄。目前，大部分社区卫生服务中心，均以开展急诊服务和公共卫生服务为主。距离实现为居家老人提供在生活照料基础上，进行医疗诊断、康复护理等健康服务还有很长距离。而通过加强社区卫生服务等养老基本公共卫生服务项目的作用，推进社区基本医疗服务来缓解现今医疗压力，在医养融合中有着非常重要的作用，我们需要大力发展社区医疗服务。

一方面，政府需要出台政策构建更加灵活自由的社区医生执业制度，允许社区医生离开社区服务中心，深入居民家庭、深入养老机构去提供方便灵活的医疗和护理项目。可以让有意愿的老人家庭与社区医生签订医疗契约，提供上门服务，并开设家庭病床。同时制定明确合理的收费标准，这既包括要求社区和社区医生严格遵照规范标准执行服务流程、技术方法等各个环节，也包括能够补偿医生劳务的合理收费标准。通过各项标准既保证制度实际可操作性，也在一定程度上鼓励了居民求诊选择社区医生，让社区医护为医养融合分担更多重任。另一方面，这些基层的医疗卫生机构应结合社区医生项目来推行一些基本的公共卫生服务，具体比如为60岁以上老年人口每年定期地提供身体状况的检查，提供疾病预防及养生指导，为达到一定条件的老年人口建立一个专门的健康档案。

三、培养并壮大医养融合型人员队伍

一方面，政府需要加大投入，依托相关高校或机构建立人才培训基地。加大对于医养护理专业队伍的职业培训力度，规范对于职业资格的认证，着手组建医养融合服务专业培训学校，有计划地培养符合老人医疗护理需求的医养融合型人员队伍。在医学类院校增设养老护理专业，加快培养机构养老、家庭陪护、康复护理等各种老龄专业工作人员。同时引导院校师资与医养融合机构的一线人员联合开展研究，解决老年人慢性病、多发病以及绝症晚期治疗、康复、照料方面的难题。鼓励具有专业水平的医学人才和较高实操水平的护理人员扎根到养老机构中去，对从事养老融合护理工作满五年的医护人员给予一次性入职奖励。

另一方面，需要打破养老机构工作的医护人员与普通医护人员之间的界限，卫生部门进行统一管理。除了在人才的遴选晋升、职称的评选、资格的放开准入和奖励的评定方面与医疗机构给予无差别对待。另外，也需要对于此类人员发放额外的专项补贴进行鼓励以及在编制方面给予一定程度的倾斜。推广医养融合服务机构的医务人员到二级以上医疗机构的培训，提升业务水平与能力。强化对现有养老和医疗各机构员工队伍的专项培训，大幅提升其管理的水平，提高其相关医疗护理、家庭照料等方面的专业技能。同时，通过逐步提升养老护理人员的工资福利，改善目前行业的这种不良环境，在留住现有队伍的同时也吸引更多的人才加入医养融合队伍中，推进医养融合的发展，推动制度的构建工作。

四、将符合条件的养老机构纳入医保定点范围

养老机构目前并没有进入医保定点报销之列，这也在很大程度上限制了安徽省医养融合事业的发展，让医疗支出的结算只能在医院之中进行。对于健康状况不好，患病次数频繁、需要漫长恢复周期的老年群体而言，在养老机构和医院之间的频繁游走让老人及家人不堪重负，或者在医院之中的长期住院也极大地挤占和浪费了医疗资源。医保报销范围有限，资金方面支持力度不够。养老服务并没有列入医疗卫生项目，治病的医保费用不能转为养老的资金，因医保报销和住院时间的限制，医养融合养老新模式的发展也将受到影响。财政、民政等资金的有效补助力度不够也使医养融合服务发展面临严峻挑战。选择机构养老的老人无法通过医保结算来缓解医疗带来的经济压力，各项支出费用的快速增加也限制了养老机构的医护服务供给水平与继续可持续健康发展的可能性。

对此，我们需要利用新的协调机制调动有关部门将更多符合条件的养老机构纳入医保定点的范围之内，并在此基础之上适当提升报销的水平、扩大报销的范围，同时将失能老人养老服务纳入社保管理体系。需要尽快、切实打通医保与有医疗资质养老机构的对接通道。通过将那些有医疗资质的养老机构纳入医保范围，缓解老人的经济压力，为老年人在养老机构更好地享受医疗卫生服务提供一定的经济支持，也让养老机构能够提供更加多样化的医疗服务。医养融合型养老机构进入医保报销体系，也会进一步增加对于老人的吸引力，推动安徽省医养融合制度构建的进行。

五、建立政府、社会、个人三方共同评估监管体系

与此同时，政府方面通过协调各部门建立具有专业知识的审核团队，负责审核和监督养老机构资质、是否能纳入医保范围等一系列具体操作，加大对医养融合型养老机构的评估和监管力度。个人和社会方面，建立老人的服务满意度评价体系，将评估结果与机构的资助补贴，评优评先相挂钩。利用三级工作组的领导协调能力，上下一心，形成合力。具体地，我们需要逐步确立以提供服务的质量以及入住老人满意度为导向，以医养结合工作绩效考核为手段的考核评估体系。明确分工以后，主要卫生部门、人社部门要加强协作，加大监察的范围和力度，定期向三级工作小组通报工作推进的具体进度，透明公开政府的政策具体执行情况。对长期综合评价不高的医养融合型养老机构按制度坚决取缔其医保结算的权利。

六、鼓励养老机构开展医疗服务

政府要支持养老机构开展医疗服务。在市场准入方面，将医养结合作为养老机构设立许可的重要内容，依照制定的实施细则对现有养老机构符合条件开展医疗机构的给予准入，加强指导。具体执行政策细则有：针对规模较小没有达到制定标准（80 张床位）的养老机构，促进鼓励其就近与基层卫生服务中心和所在地区县医院达成合作伙伴关系。政府也给各级基层卫生服务中心制定一定的指标，动员专业医护人员定期深入服务，让养老机构及时提供诊疗项目服务早日实现，并变得更加便捷。针对达到设立标准的机构（80～150 张床位），政府帮助早日建立起符合标准的现代化医疗服务室，并通过人才引进机制吸引具有资格的医师、护士等医护人员，让有机构养老意愿的老人得到更好的照护，提升他们的健康水平和幸福感。对于床位数量达到 150 张以上的大型养老机构，应内设专业医疗

室，或者通过政府牵头与地区高水平特色医疗卫生机构达成协议，为老年人提供与医院一样的无差别的服务。

同时针对患病之后那些康复周期很长的需要疗养的老人，要在现有基础上增加和强化各类养老服务机构的康复功能，全面开展老人康复服务。通过小规模机构开辟达到机构 10% 面积的康复区、大型的养老机构内设老年人康复中心的方式，增强各层级和各开办规模机构的预防及康复功能和服务供给能力。加强社区卫生服务站、乡镇医院等基础医疗服务机构的医疗康复功能建设，并为那些社区居家养老中心、小型养老机构以及其他社区老人提供基本医疗康复服务。每个社区（乡镇）至少要配备 1 名专业康复人员和必要的康复设备，市、县（区）安排专项医疗康复设备补助资金，引导和扶持基层医疗机构开展康复工作。

七、扶持达标医疗机构开展养老服务

鼓励达到标准的医疗机构在原有基础上增加开设养老护理型病区，开发乡镇医院的老年医养服务特色科室。引导有条件的专科医院向全面康复医院、护理医院或老年医院方向发展，开展康复方面业务。加强老年人口的康复护理和疾病预防防治工作。具体明确的扶持政策有：现有医疗机构积极设立养老护理院或者向养老护理转型，达到养老护理机构规范标准的，相关职能部门要为他们开辟"绿色通道"，为他们畅通办理准入许可的规范手续，依规更早更快地享受到相关的各项运营建设补贴。医保部门按照医疗保险服务协议管理的有关规定，通过验收、评估将其纳入医保协议机构范围，让更多有条件的医疗机构毫无后顾之忧地更好地开展医疗养老服务。

八、整体规划和提前规划实现社会资源高效利用

政府不能等到高龄化、空巢化、失能化现象非常严重之时，才去思考

如何去为医养融合提供发展的可能。各地方政府应根据当地的实际情况，在做整体发展规划的时候，将医养融合型养老机构后期运行可能遇到的资金，土地，人才等障碍的一系列问题提前考虑，实现社会资源的充分和高效利用。加强养老机构和就近医疗机构的交流合作，养老机构之中的空闲资源如病床等可以交付医院使用，医院对机构中老人所需医疗服务提供专业医疗，或将养老机构与即将新建的医院整体就近规划。这样可以更从容地去应对一系列问题，也使医养融合更加有力，更加持续得到发展。通过整体规划和提前规划让社会资源得到更高效的利用。

九、强化政策引导整合社会力量以拓宽资金来源

政府应该在财政的补贴、税收优惠等各方面坚定不移地继续加大扶持，向社会明确政策的积极导向，鼓励社会力量加入。机构建设所需土地方面，可采取政府建设并向机构优惠租赁的方式为医养融合养老机构提供一定数量的土地和硬件设施。在资金方面给予符合条件的机构财政贴息、小额贷款等支持。将各类税收贴息、税务的优惠及配套优惠政策真正落实。根据机构实际承载能力与实际入住率，给予机构相对应的运营补贴。充分调动市场主体参与医养融合养老保障发展的积极性，推动"公办民营"和"民办民营"不同类型机构健康同步发展。通过政府强力的政策指引，以及对于社会力量的激发，为社会力量举办医养融合提供便利，协助解决资金、土地、运营难等突出难题，逐步形成公办机构为主力，民营机构有力补充的繁荣供给格局，推动安徽省医养融合制度的构建。

十、全面覆盖长期护理保险制度

目前安徽省长期护理保险制度只在安庆市有试点，只覆盖城镇正式就业者，得到补贴的也暂时只有重度失能的老人。而长期护理保险制度对于

减少医疗支出、避免占用过多医疗资源、完善社会保障等方面具有重大意义，是医养融合制度构建的重要一步。对此，政府需要充分利用现有资源完善长期护理保险制度。对于城镇基本医疗保险的人员，每月从其收入直接划拨费用，将其纳入长期护理保险项目范围，同时地方政府要对低保人群、中重度失能老人等群体进行兜底。对于城镇职工长期护理保险由单位和个人共同分摊，对于城乡非正式就业者的长期护理保险则政府与个人分摊，地方性的福彩基金和地方财政补贴加以辅助。具体的缴费比例、医保基金划转比例则由专家小组根据各地市的经济发展水平、职工平均工资、医保基金结余等标准来制定。花小钱办大事，让长期护理保险更有效率地早日在全省覆盖。

十一、完善相关法律实现医养结合可持续发展

安徽省医养融合制度早日构建的关键一步是有与之相匹配的完整规范的医养融合法律体系保障。通过借鉴发达国家在医养结合中的先进工作经验，我们发现完善的医养法律法规体系是制度构建的基石。上级政府应该结合目前我国及安徽省老年人口实际状况，以及安徽省不同区域各市县的经济发展实际水平，不断完善配套法律措施，保障安徽省乃至全国范围内医养融合保险制度的全面构建和医养融合项目可持续的规范运行。让医养融合服务从参与者到举办者的各方利益都能得到法律的保护。法律规范的出台是漫长的过程，而面对复杂的医养融合制度，在现阶段要更依赖于人社部门、卫生部门、民政部门的积极推动。我们要分别修订和完善卫生和人社等部门关于医养工作从准入到管理规范等一系列相关的规定，为医养结合服务提供制度上的保障，经过实践中的反馈来更加精确完善相关的法律。

十二、有效衔接医养融合制度实现医养无缝对接

要畅通在市域区域内、省域区域内的结算渠道，可以在安徽省内下辖各市县间实现医保费用异地报销结算的无缝对接。具体地，达到和实现联网操作条件的，由医保等相关责任部门直接纳入医保结算范围，并根据制定的安徽省异地就医网上结算的相关规范明确执行。未达到条件的则就地就近由符合条件的医疗机构诊治并结算。对符合安徽省关于养老院设立的医疗机构（诊所、卫生室、医务室）规定的，依规办理执业的许可，并将其纳入医保定点范围。初步体制机制障碍克服以后，需要用更大的精力在各项制度的协调上，以政策制度的结合来实现医疗和养护的无缝对接，实现各项实际操作的有效衔接。

十三、加大对"医养融合"模式和相关政策宣传力度

省政府需要通过宣传让安徽人民充分了解"医养融合"模式的特点，熟悉"医养融合"的突出优点，才能为安徽省医养融合制度的构建奠定更加坚实的基础，全省人民才能更加积极参与和支持"医养融合"。其一，政府可以运用行政力量的优势，加强政策具体实施细节的宣传，如由专门人员张贴相关制度文件，在人流量大的地方设立咨询点，负责专门解答人们对医养融合问题疑惑，开设咨询热线，在人流量大的公共场所循环播放政策宣传和普及的广告和视频。其二，可以利用现今网络信息优势。在网络上播放相关宣传文件与广告，利用政府微信公众号和微博定期推送等方式，并在网络媒体平台上进行政策的宣传和答疑。

十四、提高经费的使用效率

推进医养融合所有面临的问题最终都可以归结为资金问题。政府在加大财政投入力度的同时，也应该进一步提高经费的使用效率。明确政府的医养融合财政投入范围以及其他各项具体指标，提高支出的有效性，强化对于绩效的管理。我们可以设立医养融合投入—产出绩效评估体系，强调财政投入目标与结果有效性之间的关系，将医养融合财政支出管理纳入政府绩效管理，使经费从前期的筹集到中期的分配，再到后期效果的评估都规范严肃，将有限的经费使用出最大的效率。通过对于经费有效性的把控，利用绩效的管理，提高行政效率的同时，也为医养融合型机构的退出等具体操作提供参考，更好地为医养融合的发展服务。

十五、建立医养融合信息共享制度强化信息作用

通过政府主导，利用网络信息系统建立关于老年人的身体状况和健康信息的面板数据库，形成完善的医疗健康信息数据库。把老年人发病的疾病谱、发病周期和康复周期等一系列具体信息与医疗和护理服务有效对接，让各级的医院、护理机构、养老机构、老年人家庭能及时有效的沟通，形成合力，确保老年人顺利得到病中和病后的连续有效护理。同时根据这些科学客观的数据，可以确定老年人所需要的服务项目和服务等级，也为老人的出院提供更科学的依据，满足不同老年人的不同康复护理需求。借助如今发达的互联网技术、物联网等技术，通过智能设备、视频诊断等手段，以信息化的服务为支撑，以综合医院作为依托，为老年人提供及时、周到的远程医疗健康服务，实现充分的业务合作和信息资源共享。

十六、大力发展互联网移动医疗缓解医养融合压力

在如今互联网信息时代，我们可以利用强大的网络信息系统大力发展互联网医疗，以期达到缓解医养融合压力的目的。积极利用互联网为老年人提供在线的医疗康复诊疗、在线预约候诊、查询医疗报告等便捷服务。鼓励引导省内力量雄厚的大型医院，如省立医院、安医附院、蚌医附院等机构与基层的县医院等医疗机构、医养结合服务机构建立远程医疗会诊的协作。健全完善安徽省内互联网医疗平台的建设工作，扩大在线医疗服务范围，努力向县医院（乡镇卫生院）、各类医养融合机构延伸。同时完善互联网医疗的准入标准，建立医师在互联网上执业的规范，让发达地区和大城市的优质医疗资源辐射到基层，缓解压力。

十七、推动商业保险与基本医疗保险合作满足医养结合需求

现阶段仅靠国家财政支出补贴是远远不够的，地方财政负担也非常之重。对此我们需要拓展保险筹资的渠道，满足安徽省老年人口的现实需求。商业保险是对安徽省社会养老保障体系的重要补充，是促进安徽省医养工作多元化发展的不可或缺的一部分。一方面，我们要加大政策扶持，落实好国家支持商业保险的相关财税政策，通过各种渠道促进商业养老保险机构与基本社会保险达成互利共赢、共同发展的健康合作关系，为商业保险机构的资金技术及人才参与安徽省医养融合项目和重点建设合作项目提供畅通通道和优先的支持。另一方面，支持商业保险机构为个人和家庭提供个性化、差异化的养老保障，大力发展老年人意外伤害保险、长期护理保险等商业保险，逐步建立长期照护、康养结合、医养结合的养老服务保障体系。同时加大监管力度，督促保险机构提高自身服务质量。

十八、抓好试点示范区带动医养融合工作开展

为了更好地推进安徽省医养融合的机制构建工作，在安徽省挑选具备一定条件的城市开展医养结合发展示范区试点是十分必要的。省级财政要对医养融合示范项目加大支持力度，积极地去探索医养结合的有效形式，通过细化完善医养结合机构建设标准、服务规范等来开展省级医养结合范区、社区医养结合示范中心等项目。同时各部门和工作组要抓紧各个示范项目，专项工作小组以及人社及其他各相关部门密切关注动态，及时跟进试点示范地区的工作情况。通过实际实践，发现制度构建中的实际问题并及时反映出来，推动这些重大问题的有效解决，并对相关政策措施能进一步加强完善。通过试点区工作的有效开展，更好地满足老人需求。也通过试点区的示范作用，带动医养融合在全省领域内的开展。

参 考 文 献

［1］毕天云. 老龄社会学视野下我国社会养老保障的系统整合［J］. 云南师范大学学报（哲学社会科学版），2016（5）：53－62.

［2］柴化敏. 中国城乡居民医疗服务需求与医疗保险研究［D］. 天津：南开大学，2013.

［3］常平平. 国内外医养融合研究与发展现状综述［J］. 当代经济，2016（30）：132－134.

［4］陈爱如，汪玉萍. 安徽省村级卫生室服务能力调查研究［J］. 中国卫生事业管理，2016（9）：687－690.

［5］曹阳，戴玉娟. 老龄化背景下收入对农村居民医疗保健消费的影响——基于省级面板数据的实证分析［J］. 经济研究导刊，2018（9）：28－31，41.

［6］陈刚，肖云华，孟新，等. 社区卫生服务中心与养老机构实现医养融合的实践探讨［J］. 中国社区医师，2016（28）：190－191.

［7］陈宏，张金柱，王磊，等. "医养结合"机构养老模式研究［J］. 中国老年保健医学，2015（3）：77－78.

［8］程杰. 共享的养老保障体系：主要矛盾与改革方向［J］. 人文杂志，2016（11）：20－30.

［9］程亮. 医养融合：养老机构发展新路径探究［J］. 中州学刊，2015（4）：78－82.

[10] 程舟航，程万兵，黄莺．安徽省蚌埠市新型农村合作医疗实施效果的调查与分析 [J]．淮海医药，2010 (1)：84 – 86.

[11] 代宝珍，周绿林．我国农村医疗保障制度的经济补偿能力分析——基于江苏省调研数据 [J]．西北农林科技大学学报（社会科学版），2015 (1)：34 – 41.

[12] 戴卫东．长期护理保险：中国养老保障的理性选择 [J]．人口学刊，2016 (2)：72 – 81.

[13] 戴卫东．国外长期护理保险制度：分析、评价及启示 [J]．人口与发展，2011 (5)：80 – 86.

[14] 邓敏，杨莉，陈娜．医养结合下老年人医疗消费行为影响因素分析——以南京市为例 [J]．中国卫生政策研究，2017 (1)：52 – 57.

[15] 邓诺．健康老龄化背景下江苏省部分地区"医养结合"养老模式研究 [D]．南京：南京医科大学，2016.

[16] 董恩宏，鲍勇，刘威．"医养融合"背景下社区医疗机构与养老机构联动模式研究综述 [J]．中国卫生事业管理，2016 (10)：731 – 732，742.

[17] 方宏伟．养老服务业推进医养融合的路径选择 [J]．中国党政干部论坛，2015 (9)：83 – 86.

[18] 封进，秦蓓．中国农村医疗消费行为变化及其政策含义 [J]．世界经济文汇，2006 (1)：75 – 88.

[19] 付连国，吴学森，程先进，等．安徽省农村卫生保健网网底医务人员的现状调查及分析 [J]．蚌埠医学院学报，2012 (8)：993 – 996.

[20] 龚秀全．医养融合的实现路径及其策略性嵌入 [J]．华东理工大学学报，2015 (5)：95 – 103.

[21] 龚勋，程红平，周尚成，等．湖北省农村地区"医养融合"服务体系研究 [J]．医学与社会，2015 (9)：4 – 6.

[22] 勾兆强．养老机构医养融合：制度困境与实现路径 [J]．社会

参考文献

福利（理论版），2016（7）：16 - 20.

[23] 顾昕. 中国医疗保障体系的碎片化及其治理之道 [J]. 学海，2017（1）：126 - 133.

[24] 关博. 大力发展补充保险构建多层次养老保障体系 [J]. 宏观经济管理，2017（3）：57 - 60.

[25] 郭斌. 论上海市社区卫生服务中心"医养结合"模式的可行性 [J]. 黑龙江生态工程职业学院学报，2015（1）：39 - 41.

[26] 韩华为. 个体医疗需求行为研究综述 [J]. 经济评论，2010（4）：146 - 153.

[27] 何文炯，杨一心. 医疗保障治理与健康中国建设 [J]. 公共管理学报，2017（2）：132 - 138，159.

[28] 胡宏伟，栾文敬，杨睿，等. 挤入还是挤出：社会保障对子女经济供养老人的影响——关于医疗保障与家庭经济供养行为 [J]. 人口研究，2012（2）：82 - 96.

[29] 黄佳豪. 关于"医养融合"养老模式的几点思考 [J]. 国际社会科学杂志（中文版），2014（1）：7 - 11，97 - 105.

[30] 黄金玲，郭启勇，裴冬梅. 我国医疗资源纵向整合现状分析与对策研究 [J]. 现代医院管理，2010（5）：8 - 12.

[31] 黄乾. 农民工医疗保障模式选择影响因素的实证分析 [J]. 人口与发展，2009（6）：23 - 30，46.

[32] 纪娇，王高玲. 协同理念下医养结合养老机构创新模式研究 [J]. 中国社会医学，2014（6）：376 - 378.

[33] 贾洪波，王清河. 医疗保障按绩效付费运行方式探究 [J]. 价格理论与实践，2016（5）：35 - 39.

[34] 蒋军成. 农村养老保障的制度演进与发展趋势探析 [J]. 云南民族大学学报（哲学社会科学版），2017（2）：67 - 77.

[35] 景天魁，杨建海. 底线公平和非缴费性养老金：多层次养老保

障体系的思考 [J]. 学习与探索, 2016 (3): 32 - 36.

[36] 桑特勒, 纽恩. 卫生经济学——理论、案例和产业研究 [M]. 程晓明, 等译. 北京: 北京大学出版社, 2006.

[37] 李丹, 李晓娇. 公共治理视角下医养融合养老模式探索——以成都实践为例 [J]. 党政研究, 2017 (1): 114 - 120.

[38] 祁峰, 祁丙观. 我国医养融合型机构养老服务的制约因素及推进思路 [J]. 经济纵横, 2017 (1): 52 - 56.

[39] 李加明, 杨仁君. 安徽省新型农村合作医疗保险基金运行状况可持续性研究 [J]. 中国农村卫生事业管理, 2011 (7): 667 - 670.

[40] 李杰. 青岛 "医养结合" 养老模式问题研究 [J]. 中国人力资源开发, 2014 (18): 74 - 80.

[41] 李蕾, 李靖宇, 刘兵, 等. 医疗卫生服务模式与资源配置的国际比较 [J]. 管理评论, 2017 (3): 186 - 196.

[42] 李丽珠, 郝伟平, 袁国萍. "医养融合" 老年护理改革的实践与发展 [J]. 中国护理管理, 2014 (6): 656 - 658.

[43] 李勤红. "医养融合" 的难点、思路与对策 [J]. 价值工程, 2015 (22): 11 - 13.

[44] 李腾, 陈佳林, 吕飞露, 等. 天津市居民对 "医养结合" 的认知、态度及影响因素分析 [J]. 科技创业月刊, 2015 (21): 39 - 42.

[45] 李育. 养老保障体系 "并轨" 改革: 美国经验及其启发 [J]. 经济学动态, 2014 (10): 148 - 157.

[46] 刘国恩, 蔡春光, 李林. 中国老人医疗保障与医疗服务需求的实证分析 [J]. 经济研究, 2011 (3): 95 - 107, 118.

[47] 刘华. 关于上海推进 "医养融合" 的思考与建议 [J]. 科学发展, 2014 (5): 97 - 106.

[48] 刘墨非. 疏解养老机构医疗服务之困 [J]. 北京观察, 2011 (6): 20 - 21.

参 考 文 献

[49] 刘琼. 谈医养结合养老新模式 [J]. 企业家天地，2013（8）：23.

[50] 刘诗洋，刘梦，桂玥，等. 北京市医养结合养老机构的发展问题与对策 [J]. 中国全科医学，2016（33）：4034 - 4038.

[51] 刘文红，彭嘉琳. 护理服务推动"医养结合"养老模式发展 [J]. 中国护理管理，2015（8）：1023 - 1024.

[52] 刘艳霞，张瑞凯. 养老保障制度演变下农民工退休生活安排——基于北京市的调查 [J]. 人民论坛·学术前沿，2017（14）：88 - 91.

[53] 刘志甫. 农村养老与医疗保障：中国老龄化问题的重心 [J]. 求索，2016（8）：22 - 26.

[54] 罗大庆，章奕亭. 医疗保险改革对医疗费用影响的理论与实证研究 [J]. 世界经济文汇，2017（4）：27 - 42.

[55] 吕鹏飞，陈晓玲，周宏东，等. 上海市医养结合养老模式卫生监督困境及对策 [J]. 医学与社会，2016（2）：71 - 73.

[56] 马丽丽，陈娜，汤少梁. 医养结合养老机构养老服务发展政策研究 [J]. 医学与社会，2016（4）：40 - 43.

[57] 马彦，徐凤亮. 医养融合养老服务体系探析——以苏州市为例 [J]. 老龄科学研究，2016（4）：72 - 80.

[58] 孟颖颖. 我国"医养结合"养老模式发展的难点及解决策略 [J]. 经济纵横，2016（7）：98 - 102.

[59] 钱浩，周德水. 农村基本医疗服务供需问题研究——以安徽省为例 [J]. 邢台学院学报，2015（4）：28 - 30，36.

[60] 邱大石，张倩，陈群. "医养结合"养老机构入住老年人满意度调查研究 [J]. 中国医学伦理学，2016（5）：821 - 823.

[61] 区慧琼. 社会主义经济体制下的"医养结合"机构模式研究 [J]. 财经问题研究，2015（S1）：9 - 11.

［62］山西省民政厅．山西省：推进医养结合保障社会民生［J］．社会福利，2015（12）：14．

［63］佘瑞芳，谢宇，刘泽文．我国医养结合服务发展现状分析与政策建议［J］．中国医院管理，2016（7）：7-9，66．

［64］沈婉婉，鲍勇．上海市养老机构"医养结合"优化模式及对策研究［J］．中华全科医学，2015（6）：863-865，871．

［65］沈晓明，丁汉升，张勘，等．纵向整合资源，创建区域医疗联合体，提高服务质量与绩效［J］．中国循证医学杂志，2013（5）：527-530．

［66］石怀英，吕晖，张翔，等．社会办"医养融合"服务体存在的问题及解决路径［J］．中国老年学杂志，2016（16）：4100-4101．

［67］四川省：统筹资源力促医养融合保障体系建设［J］．社会福利，2015（12）：18．

［68］宋向东．医养结合养老模式探讨——以安徽静安养亲苑为例［J］．安徽卫生职业技术学院学报，2015（1）：4-6．

［69］孙雯芊，丁先存．公立医院医养结合模式可行性研究——以合肥市滨湖医院老年科为例［J］．安徽农业大学学报（社会科学版），2013（5）：69-74．

［70］孙元明．影响消费行为的消费者预期——消费者预期水平对消费意向和购买行为的影响分析［J］．消费经济，2001（4）：39-40．

［71］谭丽．农民依靠家庭养老保障的现状与问题——以家庭财产与养老权为视角［J］．黑龙江社会科学，2015（6）：90-94．

［72］唐文湘．医养融合之普亲模式［J］．社会福利，2014（2）：30-31．

［73］王德利，王华林，施俊．"互联网+"对"医养融合"模式的影响分析［J］．价值工程，2016（10）：82-84．

［74］王菲．我国城市老年人消费行为的实证研究［J］．人口与发展，

参考文献

2015（3）：101－112.

[75] 王金营，李竞博，石贝贝，等. 医疗保障和人口健康状况对大城市劳动供给影响研究——以深圳市为例 [J]. 人口与经济，2014（4）：14－22.

[76] 王晢芳，吕婕，陈磊，等. 上海城市化进程中外来人员医疗保障成效 [J]. 中国人口·资源与环境，2017（S1）：278－280.

[77] 王绚璇，龚勋，甘宁，等. 长江经济带老年健康产业的融资模式与发展路径 [J]. 中国老年学杂志，2016（17）：4365－4367.

[78] 王雪辉. 构建以养老照护为重点的农村社会养老服务体系 [J]. 社会建设，2017（1）：20－30.

[79] 王元元，朱霖，牛丽娟，等. 安徽省养老医疗服务机构建设综合评价与分析 [J]. 牡丹江医学院学报，2017（38）：134－136.

[80] 王赟，曹勇，唐立岷，等. 青岛市"医养结合"养老模式探索 [J]. 卫生软科学，2015（2）：72－73，77.

[81] 魏文斌，李永根，高伟江. 社会养老服务体系的模式构建及其实现路径 [J]. 苏州大学学报（哲学社会科学版），2013（2）：48－52.

[82] 吴侃，钱佳慧，罗会强，等. 我国"医养结合"养老模式构建现状及存在问题探讨 [J]. 现代预防医学，2016（10）：1805－1807，1811.

[83] 吴鑫松. 我国养老服务的医养融合模式完善研究 [D]. 成都：电子科技大学，2016.

[84] 吴义华. 安徽淮北市：探索"医养结合"新模式 [J]. 社会福利，2014（10）：31.

[85] 吴云龙，潘玲川. 关于安徽省城市社区卫生服务发展现状的思考 [J]. 长春大学学报，2012（4）：440－443.

[86] 夏家红. 武汉市"医养结合"模式评析 [J]. 长江论坛，2014（6）：41－43.

［87］肖畅，孙瑞华，刘梦，等．北京市医养结合定点机构周边社区老年人对医养结合的认可度调查［J］．医学与社会，2017（2）：22－25．

［88］谢俊杰，游京颖．城市老年人机构养老选择行为与意愿的实证分析［J］．统计与决策，2017（23）：103－106．

［89］杨景亮．医院与养老院携手走进老龄时代［N］．中国劳动保障报，2012－10－16（3）．

［90］杨立平．把老年"医养结合"养老服务做成最美的夕阳产业［J］．中国老年学杂志，2013（21）：5496－5498．

［91］杨宜勇，关博．老龄化背景下推进养老保障供给侧结构性改革的思路［J］．经济学家，2017（3）：97－104．

［92］杨哲．"医养融合"养老服务：概念内涵、掣肘因素及推动路径［J］．现代经济探讨，2016（10）：25－29．

［93］翟永会．我国养老保障制度改革路径探索［J］．经济纵横，2015（2）：115－118．

［94］张化楠，方金，毕红霞．老年人社区医养融合养老模式选择意愿影响因素分析——基于 ISM－AHP 方法［J］．西北人口，2016（4）：7－63．

［95］张慧智，金香丹．韩国多支柱养老保障体系改革及启示［J］．人口学刊，2017（2）：68－77．

［96］张璐．"医养结合"之借鉴篇［J］．四川劳动保障，2015（8）：23－24．

［97］张韬．健康老龄化背景下医养结合服务模式探析——以中国红十字会医养护"三位一体"实践为例［J］．中国特色社会主义研究，2017（2）：93－97．

［98］张维嘉．"医养结合"型机构养老模式研究［D］．武汉：湖北中医药大学，2015．

［99］赵绍阳，臧文斌，尹庆双．医疗保障水平的福利效果［J］．经

参 考 文 献

济研究，2015（8）：130－145.

［100］赵为民. 农村养老保障支出受益归宿研究［J］. 华南农业大学学报（社会科学版），2017（3）：95－109.

［101］赵晓芳. 健康老龄化背景下"医养结合"养老服务模式研究［J］. 兰州学刊，2014（9）：129－136.

［102］赵芝，马欣婷. 医养结合型养老模式的运营问题研究［J］. 管理观察，2014（24）：187－188.

［103］中国人民大学农业与农村发展学院课题组. 论"能力密集型"合作医疗制度的"自动运行"机制——中国农村基本医疗保障制度的可持续发展［J］. 管理世界，2005（11）：67－81.

［104］周国明. 宁波市医养结合养老服务发展政策路径研究［J］. 中国农村卫生事业管理，2014（11）：1316－1319.

［105］朱海龙. 医疗政策：完善医疗保障制度的根本保障［J］. 甘肃社会科学，2016（4）：27－31.

［106］朱吉，贾杨，陆超娣，等. 上海市"医养融合"面临的问题及对策建议［J］. 中国卫生资源，2015（3）：233－235.

［107］朱庆生，周莉萍. 安徽医疗改革的发展现状及对全国医疗改革的启示［J］. 江淮论坛，2014（4）：116－120.

［108］HONDA A，TANABE N，SEKI N，et al. Underweight and the Risk of Long－Term Care：Follow－Up Study Using Data of the Japanese Long－Term Care Insurance System［J］. Geriatrics & Gerontology International，2014，14（2）：328－355.

［109］WILLIAMS A，WANG L，KITCHEN P. Differential Impacts of Care－Giving Across Three Caregiver Groups in Canada：End－of－Life Care，Long－Term Care and Short－Term Care［J］. Health and Social Care in the Community，2014，22（2）：187－196.

［110］ATELLA V，SCHAFHEUTLE E，NOYCE P，et al. Affordability

of Medicines and Patients' Cost-reducing Behaviour: Empirical Evidence Based on SUR Estimates from Italy and the UK [J]. Applied Health Economics & Health Policy, 2005, 4 (1): 23 – 35.

[111] BARR N. Long-term Care: A Suitable Case for Social Insurance [J]. Social Policy & Administration, 2010, 44 (4): 359 – 374.

[112] BORELLA M, MOSCAROLA F C, ROSSI M. (Un) expected Retirement and the Consumption Puzzle [J]. Empirical Economics, 2014, 47 (2): 733 – 751.

[113] BRIANA MEZUK, ANDREW ROCK, MATTHEW C. Suicide Risk in Long – Term Care Facilities: A Systematic Review [J]. International Journal of Geriatric Psychiatry, 2014, 29 (12): 1198 – 1211.

[114] MA C M, TSAI R, FAN K C. An Abnormal Situations Settlement System for Institutional Elderly Care [J]. International Journal of Electronic Business Management, 2009 (1): 26.

[115] CHRISTENSEN T J. A Framework for Guiding Efforts to Reward Value Instead of Volume [J]. International Journal of Health Economics & Management, 2016, 16 (2): 1 – 13.

[116] CRUMP R T, REPIN N, SUTHERLAND J M. Reforming Long – Term Care Funding in Alberta [J]. Cambridge Quarterly of Healthcare Ethics, 2015, 18 (1): 26 – 31.

[117] HAYASHIDA C T. Leading Long – Term Care Indicators for Planners and Policy Makers: Developmental Efforts from the US [J]. Geriatrics & Gerontology International, 2004, 4 (1): 309 – 310.

[118] DANZIGER S, GAAG J V D, SMOLENSKY E, et al. The Life – Cycle Hypothesis and the Consumption Behavior of the Elderly [J]. Journal of Post Keynesian Economics, 2015, 5 (2): 208 – 227.

[119] GRANNOVERTTER M. The Impact of Social Structure on Economic

参 考 文 献

Outcomes [J]. Journal of Economic Perspectives, 2005, 19 (1): 21 – 38.

[120] GRANOVETTER M. Economic Action and Social Structure: The Problem of Embeddedness [J]. American Journal of Sociology, 1985, 91 (3): 481 – 510.

[121] SEKO R, KAWADO M, MURAKAMI Y, et al. Trends in Life Expectancy with Care Needs Based on Long-term Care Insurance Data in Japan [J]. Journal of Epidemiology, 2012, 22 (3): 238 – 243.

[122] HAGEDOORN J. Understanding the Cross-level Embeddedness of Inter-firm Partnership Formation [J]. Academy of Management Review, 2006, 31 (3): 670 – 690.

[123] HERREL L A, AYANIAN J Z, HAWKEN S R, et al. Primary Care Focus and Utilization in The Medicare Shared Savings Program Accountable Care Organizations [J]. Bmc Health Services Research, 2017, 17 (1): 139.

[124] HØJSTED J, ALBAN A, HAGILD K, et al. Utilization of Health Care System by Patients with Chronic Pain Who Apply for Disability Pensions, A registry Study [J]. Ugeskrift for Laeger, 2001, 163 (9): 1280 – 1284.

[125] YAM H K, MERCER S W, WONG L Y, et al. Public and private healthcare services utilization by non-institutional elderly in Hong Kong: Is the inverse care law operating [J]. Health policy, 2008, 91 (3): 230 – 233.

[126] HOSSEINI S M, ROSTAMI M, YOMOGIDA Y, et al. Aging and Decision Making under Uncertainty: Behavioral and Neural Evidence for the Preservation of Decision Making in the Absence of Learning in Old Age [J]. Neuroimage, 2010, 52 (4): 1514 – 1520.

[127] HUME D. A Treatise of Human Nature [M]. London: Penguin, 1739: 1 – 21.

[128] BAE H J, PARK J. Health Benefits of Improving Air Quality in the Rapidly Aging Korean Society [J]. Science of the Total Environment, 2009,

407（23）：5971.

[129] FERNANDEZ J L, FORDER J. Reforming Long-term Care Funding Arrangements in England：International Lessons [J]. Applied Economic Perspectives and Policy, 2012, 34（2）：346 - 362.

[130] JOHNSON N. The welfare State in Transition：the Theory and Practice of Welfare Pluralims [M]. Amberst：University Massachusetts Press, 1987.

[131] PULKKI J, JYLH M, FORMA L, et al. Long - Term Care Use Among Old People in Their Last 2 Years of Life：Variations Across Finland [J]. Health & Social Care in the Community, 2016, 24（4）：439 - 449.

[132] KIM Y S, LEE J, MOON Y, et al. Unmet Healthcare Needs of Elderly People in Korea [J]. BMC Geriatrics, 2018, 18（1）：98.

[133] HONDA K, MIZUKI O, HIROKI A, et al. Risk Factors for Deterioration of Long - Term Liver Function after Radio Frequency Ablation Therapy [J]. World Journal of Hepatology, 2016, 8（13）：597 - 604.

[134] KOZIOL J A, ZURAW B L, CHRISTIANSEN S C. Health Care Consumption Among Elderly Patients in California A Comprehensive 10 - Year Evaluation of Trends in Hospitalization Rates and Charges [J]. Gerontologist, 2002, 42（2）：207 - 216.

[135] CHENG L G, LIU H, ZHANG Y, et al. The Health Implications of Social Pensions：Evidence from China's New Rural Pension Scheme [J]. Journal of Comparative Economics, 2016, 46（1）：53 - 77.

[136] LUSARDI A. Financial Literacy and Financial Decision - Making in Older Adults [J]. Generations, 2012, 36（2）：25 - 32.

[137] MARK A, UNRUH, DAVID G, et al. Demand - Side Factors Associated with the Purchase of Long - Term Care Insurance [J]. Forum for Health Economics and Policy, 2016, 19（1）：23 - 43.

[138] MASON J B, SMITH B E. An Exploratory Note on the Shopping

参 考 文 献

Behavior of the Low – Income Senior Citizen ［J］. Journal of Consumer Affairs, 1974, 8 (2): 204 – 210.

［139］ NADASH P, CUELLAR A E. The Emerging Market for Supplemental Long – Term Care Insurance in Germany in the Context of the 2013 Pflege – Bahr Reform ［J］. Health Policy, 2017, 121 (6): 588 – 593.

［140］ NYWEIDE D J, LEE W, CUERDON T T, et al. Association of Pioneer Accountable Care Organizations vs Traditional Medicare Fee for Service with Spending, Utilization, and Patient Experience ［J］. The Journal of American Medical Association, 2015, 313 (21): 2152 – 2161.

［141］ PAUL A. SAMUELSON, The Pure Theory of Public Expenditure ［J］. The Review of Economics and Statistics, 1954, 136 (4): 387 – 389.

［142］ PENSON D F. Re: Association of Pioneer Accountable Care Organizations vs Traditional Medicare Fee for Service with Spending, Utilization, and Patient Experience ［J］. J Urol, 2016, 195 (2): 456 – 457.

［143］ SCHIFFMAN L G. Perceived Risk in New Product Trial by Elderly Consumers ［J］. Journal of Marketing Research, 1972, 9 (1): 106 – 108.

［144］ SENESI P. Population Dynamics and Life-cycle Consumption ［J］. Journal of Population Economics, 2003, 16 (2): 389 – 394.

［145］ SHERMAN E, SCHIFFMAN L G, MATHUR A. The Influence of Gender on the New-age Elderly's Consumption Orientation ［J］. Psychology & Marketing, 2001, 18 (10): 1073 – 1089.

［146］ SJÖBERG. Old-age pensions and Population Health: A global and Cross-national Perspective ［J］. Global Public Health, 2014, 9 (3): 271 – 285.

［147］ Statistical Communiqué on Healthcare and Family Planning Development in China 2013 ［J］. China Population Today, 2014, 31 (5): 24 – 37.

［148］ SUTHERLAND J, HELLSTEN E. Integrated Funding: Connecting the Silos for the Healthcare We Need [J]. Social Science Electronic Publishing, 2017 (463): 1 – 19.

[149] TSUJI T. Health – Care Issues: Japan's Aging Society and Appropriate Countermeasures [J]. Japan Journal of Nursing Science, 2007, 4 (2): 71 – 73.

[150] TONGREN H N. Determinant Behavior Characteristics of Older Consumers [J]. Journal of Consumer Affairs, 1988, 22 (1): 136 – 157.

[151] TRUONG S A, BUI T C, GOODKIND D, et al. Living Arrangements, Patrilineality and Sources of Support among Elderly Vietnamese [J]. Asia – Pacific Population Journal, 1997, 12 (4): 69 – 88.

[152] Wan – I Lin. The Coming of an Aged Society in Taiwan: Issues and Policies [J]. Asian Social Work and Policy Review, 2010, 4 (3): 148 – 162.

[153] WOLFENDEN J B W O W, TRUST J R M, TRUST C U K. The Future of Voluntary Organizations: Report of the Wolfenden Committee [M]. London: Croom Helm, 1978.

[154] WU X, LI L. The Motives of Intergenerational Transfer to the Elderly Parents in China: Consequences of High Medical Expenditure [J]. Health Economics, 2014, 23 (6): 631 – 652.

[155] YDREBORG B, E K, NORDLUND A. Health, Quality of life, Social Network and Use of Health Care: A Comparison between Those Granted and Those Not Granted Disability Pensions [J]. Disability and Rehabilitation, 2006, 28 (1): 25 – 32.